BIBLIOTHÈQUE MÉDICALE

PUBLIÉE SOUS LA DIRECTION

DE MM.

J.-M. CHARCOT	**G.-M. DEBOVE**
Professeur à la Faculté de médecine de Paris, membre de l'Institut.	Professeur à la Faculté de médecine de Paris, membre de l'Académie de médecine.

BIBLIOTHÈQUE MÉDICALE CHARCOT-DEBOVE

VOLUMES PARUS DANS LA COLLECTION

V. Hanot. La Cirrhose hypertrophique avec ictère chronique.

G.-M. Debove et **Courtois-Suffit.** Traitement des pleurésies purulentes.

J. Comby. Le Rachitisme.

Ch. Talamon. Appendicite et Pérityphlite.

G.-M. Debove et **Rémond** (de Metz). Lavage de l'estomac.

J. Seglas. Des Troubles du langage chez les aliénés.

A. Sallard. Les Amygdalites aiguës.

L. Dreyfus-Brissac et **I. Bruhl.** Phtisie aiguë.

P. Sollier. Les Troubles de la mémoire.

De Sinety. De la Stérilité chez la femme et de son traitement.

G.-M. Debove et **J. Renault.** Ulcère de l'estomac.

G. Daremberg. Traitement de la Phtisie pulmonaire. 2 vol.

Ch. Luzet. La Chlorose.

E. Mosny. Broncho-Pneumonie.

A. Mathieu. Neurasthénie.

N. Gamaleïa. Les Poisons bactériens.

H. Bourges. La Diphtérie.

Paul Blocq. Les Troubles de la marche dans les maladies nerveuses.

P. Yvon. Notions de pharmacie nécessaires au médecin. 2 vol.

L. Galliard. Le Pneumothorax.

E. Trouessart. La Thérapeutique antiseptique.

Juhel-Rénoy. Traitement de la fièvre typhoïde.

J. Gasser. Les Causes de la fièvre typhoïde.

G. Patein. Les Purgatifs.

A. Auvard et **E. Caubet.** Anesthésie chirurgicale et obstétricale.

L. Catrin. Le Paludisme chronique.

Labadie-Lagrave. Pathogénie et traitement des néphrites et du mal de Bright.

E. Ozenne. Les Hémorroïdes.

Pierre Janet. État mental des hystériques. — Les stigmates mentaux.

H. Luc. Les Névropathies laryngées.

R. du Castel. Tuberculoses cutanées.

J. Comby. Les Oreillons.

Chambard. Les Morphinomanes.

J. Arnould. La Désinfection publique.

Achalme. Érysipèle.

P. Boulloche. Les Angines a fausses membranes.

E. Lecorché. Traitement du diabète sucré.

Barbier. La Rougeole.

M. Boulay. Pneumonie lobaire aiguë 2 vol.

A. Sallard. Hypertrophie des amygdales.

Richardière. La Coqueluche.

G. André. Hypertrophie du cœur.

E. Barié. Bruits de souffle et bruits de galop.

L. Galliard. Le Choléra.

Polin et **Labit.** Hygiène alimentaire.

Boiffin. Tumeurs fibreuses de l'utérus.

P. Janet. État mental des hystériques. — Accidents mentaux.

L. Rondot. Le Régime lacté.

Ménard. Coxalgie tuberculeuse.

F. Verchère. La Blennorrhagie chez la femme. 2 vol.

F. Legueu. Chirurgie du rein et de l'uretère.

P. de Molènes. Traitement des affections de la peau. 2 vol.

Ch. Monod et **F. Jayle.** Cancer du sein.

P. Mauclaire. Ostéomyélites de la croissance.

Blache. Formulaire des maladies de l'enfance.

POUR PARAITRE PROCHAINEMENT

L. Capitan. Thérapeutique des maladies infectieuses.

Legrain. Microscopie clinique.

H. Gillet. Rythmes des bruits du cœur (physiologie et pathologie).

G Martin. Myopie, Hyperopie, Astigmatisme.

Garnier. Chimie médicale.

A. Reverdin (de Genève). Antisepsie et Asepsie chirurgicales.

De Guermonprez (de Lille) et **Bécue** (de Cassel). Actinomycose.

Robin. Ruptures du cœur.

Louis Beurnier. Les Varices.

G. André. L'Insuffisance mitrale.

A. Martha. Des Endocardites aiguës.

De Grandmaison. La Variole.

Pierre Achalme. Immunité.

Paul Rodet. Traitement du Lymphatisme.

A. Courtade. Anatomie, physiologie et séméiologie de l'oreille.

J. Comby. L'Empyème pulsatile.

P. Bonnier. Les Vertiges.

J.-B. Duplaix. Des Anévrismes.

Ferrand. Le Langage, la Parole et les Aphasies.

Lecorché. Traitement de la goutte.

J. Arnould. La Stérilisation alimentaire.

Chaque volume se vend séparément. Relié : **3** fr. **50**

OSTÉOMYÉLITES

DE

LA CROISSANCE

PAR

M. Pl. MAUCLAIRE

INTERNE, MÉDAILLE D'OR EN CHIRURGIE

PROSECTEUR A LA FACULTÉ

PARIS

RUEFF ET Cⁱᵉ ÉDITEURS

106, BOULEVARD SAINT-GERMAIN, 106

—

1894

Tous droits réservés

OSTÉOMYÉLITES DE LA CROISSANCE

INTRODUCTION ET DÉFINITION

**De quelques ostéomyélites aiguës, subaiguës
et chroniques pendant la croissance.**

SOMMAIRE : Rôle de la moelle dans l'infection osseuse. — Des
différentes classes étiologiques des ostéomyélites aiguës de
la croissance.

Les études histologiques démontrent que les trois parties constitutives d'un os, c'est-à-dire le périoste, le tissu
osseux proprement dit et la moelle, sont unies entre
elles par des rapports intimes. En effet « l'os est baigné par la moelle » (Ranvier), puisque celle-ci ne se
rencontre pas seulement dans le canal médullaire des os
longs et dans les aréoles du tissu spongieux, elle existe
également, mais en moindre quantité, dans les canali-
cules de Havers et à la face profonde du périoste où elle
forme la couche ostéogène d'Ollier.

C'est dans la substance médullaire que se concentrent
la physiologie et la pathologie du tissu osseux dans le cas
d'*infection osseuse*. « La moelle osseuse, disent Lanne-

1

« longue et Achard[1], comme la plupart des tissus, peut
« être le siège de lésions localisées dans le cours de
« diverses infections. C'est ainsi qu'on a signalé une
« ostéomyélite lépreuse; on pourrait de même décrire
« toute la tuberculose osseuse sous le nom d'ostéomyélite
« tuberculeuse et certaines altérations du squelette dans
« la syphilis, telles que les gommes, pourraient être con-
« sidérées comme le résultat d'une ostéomyélite syphili-
« tique.

« Toutefois, sous le nom d'ostéomyélite infectieuse,
« on est convenu actuellement de décrire une affection
« presque spéciale à l'enfance et à l'adolescence jusqu'à
« l'âge adulte, et qui a un développement essentiellement
« aigu et toujours accompagné du processus de la suppu-
« ration franche. »

Ces considérations montrent que nous n'étudierons ici
que cette ostéomyélite infectieuse survenant pendant
l'enfance ou l'adolescence, sous ses formes aiguës, subaiguës et chroniques.

Mais l'historique de cette maladie nous fera voir
qu'après avoir été séparée d'un grand nombre d'autres
affections similaires elle fut elle-même subdivisée en
plusieurs classes, suivant en cela la loi fatale du progrès
scientifique, qui nous montre de plus en plus qu'il n'y a
pas une maladie, mais souvent plusieurs formes d'une
même maladie.

En un mot, cette ostéomyélite aiguë *infectieuse* survenant pendant la croissance comprend plusieurs classes
étiologiques qui sont les suivantes : la première comprend

---

1. LANNELONGUE et ACHARD. Sur les microbes de l'ostéomyélite
aiguë dite infectieuse. (*Comptes rendus* de l'*Académie des sciences*,
10 mars 1890.)

l'ostéomyélite à staphylocoques : c'est celle qui est la mieux connue; la deuxième comprend l'ostéomyélite à streptocoque et la troisième l'ostéomyélite à pneumocoque.

A côté de celles-ci, nous décrirons les ostéomyélites à bacille d'Eberth, car c'est une affection infectieuse survenant, pas toujours, mais souvent pendant la croissance. Enfin nombre d'autres ostéomyélites aiguës ont été notées, dans la rougeole, la variole et la scarlatine, c'est-à-dire également très souvent pendant la croissance. Leur étude est un peu vague; nous chercherons à démontrer seulement que le plus souvent ce sont des infections secondaires et que l'affection peut rentrer dans une des classes étiologiques précédemment indiquées; c'est pourquoi nous les étudierons également.

Enfin, chez l'enfant comme chez l'adulte, à la suite d'une fracture compliquée ou d'une amputation, on peut noter une ostéomyélite aiguë infectieuse et suppurée. Son étude ne rentre pas dans le cadre que nous nous sommes tracé; disons seulement qu'elle pourrait être placée dans une des formes que nous avons admises.

Synonymie : Périostite rhumatismale. — Périostite phlegmoneuse (Schutzenberger). — Périostite diffuse (Holmes). — Périostite phlegmoneuse diffuse (Giraldès). — Périostite purulente maligne (Volkmann). — Abcès sous-périostiques aigus, ostéomyélite spontanée diffuse, typhus des membres (Chassaignac). — Ostéomyélite (Demme). — Décollement aigu des épiphyses, méningo-ostéophlébite (Klose). — Ostéite épiphysaire aiguë des adolescents (Gosselin). — Ostéopériostite juxta-épiphysaire (Gamet). — Ostéo-périostite dia-épiphysaire (Salès). — Ostéo-périostite (Drouin). — Ostéite aiguë chez les enfants et les adolescents (Sezary). — Médullite aiguë (Culot). — Nécrose aiguë (Spillmann). — Inflammation pseudo-rhumatismale des os et des articulations

chez les adolescents (Roser). — Ostéite juxta-épiphysaire
(Ollier). — Ostéo-périostite purulente aiguë (Poncet). —
Ostéite phlegmoneuse diffuse (Ranvier). — Fièvre de croissance des adolescents (Richet). — Ostéo-myélite aiguë pendant la croissance (Lannelongue).

HISTORIQUE DES OSTÉOMYÉLITES DE LA CROISSANCE

Sommaire. — 1° **Période d'observation pure** : Hippocrate,
Celse, etc.; J.-L. Petit, Heine, Rognetta, etc.; Gerdy, Chassaignac : travaux remarquables de ce dernier auteur mais
sa division erronée de l'affection en deux étages : abcès
sous-périostique et ostéomyélite. — 2° **Période de description
clinique** : École de Strasbourg : Schutzenberger, J. Boeckel.
— École de Lyon : Ollier, Gamet. — École de Paris : Giraldès;
importants travaux de Gosselin; Culot, Ranvier, etc. — Premier mémoire du professeur Lannelongue sur l'ostéomyélite
aiguë; son importance, car il donne une description définitive de la maladie. — Discussion à la Société de chirurgie : MM. Lannelongue, Verneuil, Le Fort, Duplay, Tillaux, Marjolin, Berger. — Discussion à l'Académie de médecine : Gosselin, Panas, Trélat. — Deuxième mémoire du
professeur Lannelongue en collaboration avec M. Comby et
donnant une description de l'ostéomyélite prolongée qui
jette une grande lumière sur l'étiologie de la nécrose. —
3° **Période de recherches microbiologiques et de classification.** — Recherches microbiologiques de Lücke, Klebs,
Recklinghausen, Eberth, Kocher, Rosenbach, Köstlin, Pasteur, Max Schuller, Ogston, Becker, Nepveu, Krause, Rodet,
Garré, Jaboulay, Kraske, Colzi, Lannelongue et Achard, Rattone, Courmont, Ebermaier, Orloff, Achalme. — Classification de M. Lannelongue et Achard. — Importance des travaux de M. Lannelongue sur l'ostéomyélite.

1° Période d'observation pure.

Dès les temps les plus reculés, la nécrose fut connue
des chirurgiens; Hippocrate, Celse, Galien, Rhazès, prati-

quaient l'extirpation de séquestres tout au moins superficiels. En 1700, J.-L. Petit décrit les exostoses et les
enflures des os quand elles sont « rachitiques, scorbuti-
ques, véroliques, scrofuleuses, ou chancreuses, c'est-à-
dire cancéreuses. » Puis Heine, Kaltschmidt, David,
Louis, Chopart, Tenon, Troja, Rousselin, Weismann,
Léveillé, Crampton, Roche, Sanson, Weiss, Gerdy,
Rognetta, Moren-Smith, Reynaud, Stanley, en décrivant
l'inflammation des os, essayèrent en vain de bien distinguer la carie, la tuberculose, la syphilis, les hyperostoses,
les abcès des os, etc. Gerdy, par ses travaux, reconnut
facilement l'étroite solidarité qui unit les différents tissus
d'un os, « conception évidente maintenant au point de
vue physiologique et au point de vue pathologique
(Lannelongue) ». Gerdy décrivit donc la périostite et la
médullite, celle-ci étant souvent la complication fatale de
celle-là (1853).

Chassaignac (1854-1859) créa pour ainsi dire deux
affections dans les suppurations aiguës : l'une, l'abcès
sous-périostique, comportant une thérapeutique beaucoup
moins sévère dont l'incision et le drainage faisaient le
fond ; l'autre, extrêmement grave, toujours mortelle, si
on n'ampute pas, c'est l'ostéomyélite. Celle-ci, centrale,
débutait par le canal médullaire, s'étendait rapidement
dans toutes les directions, se compliquait de phlegmons
diffus, le tout constituant ce qu'il appelait, d'une façon
pittoresque, le typhus des membres. Mais, dans son
remarquable *Traité de la suppuration*, se trouvent décrits,
un peu pêle-mêle, la périostite, l'ostéomyélite, et le
phlegmon diffus total. Néanmoins, il faut le reconnaître,
il saisit bien les rapports qui existent entre l'ostéomyélite et la nécrose. Ses deux mémoires successifs ont assu-

rément inspiré les auteurs suivants qui étudièrent les ostéites. Mais ils ont le tort de s'efforcer d'établir des distinctions fondamentales entre les abcès sous-périostiques et l'ostéomyélite, distinctions qui ne peuvent se justifier ni au point de vue anatomique, ni au point de vue clinique. Il est à remarquer en effet que certaines de ses observations étiquetées abcès sous-périostiques sont absolument semblables à d'autres classées dans les ostéomyélites.

2° Période de description clinique.

Les travaux précédents portèrent leurs fruits. L'ancienne et regrettée École de Strasbourg, personnifiée dans Schutzemberger et J. Boeckel, décrivit l'ostéomyélite sous le nom de périostite phlegmoneuse ; elle insista sur ce fait que de la superficie l'affection gagnait la profondeur et que l'os se nécrosait consécutivement à la dénudation du périoste.

A l'École de Paris, le point de départ sous-périosté de l'affection fut soutenu par Giraldès, chirurgien de l'hôpital des Enfants Malades, et ses élèves Louvet et Bourneville.

Aussitôt après la publication du mémoire de Klose sur le *Décollement spontané des épiphyses*, le professeur Gosselin, dans un remarquable travail, mit surtout en relief l'influence du cartilage épiphysaire à une époque où cet organe possède sa plus grande activité fonctionnelle, c'est-à-dire pendant l'adolescence, avant l'achèvement de l'ossification. Gosselin reconnaissait en même temps que ce cartilage n'était ni le siège primitif, ni le siège exclusif de l'affection. Dans ses publications et dans celles de ses élèves, il est en effet établi que si l'adolescence y est plus exposée, tous les âges de l'enfance peuvent en être atteints,

L'École de Lyon, représentée par les remarquables travaux du professeur Ollier, étudia l'affection en adoptant les vues précédentes de Gosselin et lui donna le nom d'ostéite juxta-épiphysaire, expression incomplète, puisque les os dépourvus d'épiphyses, la rotule par exemple, peuvent être le siège de l'affection (Lannelongue).

Le professeur Ollier fit ressortir le travail congestif qui se passe au niveau du cartilage de conjugaison ou dans la portion médullaire de l'os pendant la croissance, travail prédisposant aux inflammations suppuratives aiguës des os.

A Paris, le rôle de la moelle, considérée comme étant le siège primitif de l'affection, fut soupçonné par Culot dont la thèse reflète les opinions de Charles Robin et du professeur Ranvier.

L'étude de l'ostéomyélite était donc encore assez vague lorsque parut le mémoire du professeur Lannelongue, mémoire basé sur un nombre considérable d'observations cliniques et anatomo-pathologiques puisées dans son remarquable service de l'hôpital Trousseau. Il démontra que le nom d'ostéomyélite caractérise le siège de l'affection et insista sur les suites éloignées de la maladie. Comme le dit M. Berger[1], résumant les idées du professeur Lannelongue à la Société de chirurgie : « L'ostéomyélite est une affection progressive procédant par poussées douloureuses séparées par des intermissions souvent

____

1. P. BERGER. *Revue des Sociétés médicales*, t. 19, p. 250.

fort longues. L'inflammation aiguë, alors même qu'elle n'a pas abouti à la suppuration ou que l'abcès auquel elle a donné naissance s'est tari, aboutit alors fatalement, soit à la formation d'un abcès central, soit plus fréquemment encore à une nécrose, à plus ou moins longue échéance. »

Ces idées, admises en général, furent contestées à quelques points de vue particuliers, et quelques faits de périostite pure furent objectés par MM. Verneuil, Le Fort, Tillaux, Marjolin, Berger, dans les discussions à la Société de chirurgie de 1879. On reprocha à M Lannelongue d'avoir·trop assombri le pronostic des inflammations osseuses .en n'envisageant que les cas graves (Trélat). Quant au siège primitif de la lésion, c'est-à-dire quant à sa nature, MM. Trélat, Terrier, Desprès, pensèrent que toutes ces inflammations osseuses sont des ostéomyélites, le tissu médullaire seul étant capable de s'enflammer soit dans le canal médullaire, dans les aréoles du tissu spongieux, dans les canaux de Havers, soit dans la couche ostéogène du périoste. Le terme d'ostéite épiphysaire est insuffisant puisque les lésions du cartilage épiphysaire sont secondaires ; celui d'ostéite des adolescents est également inexact parce que des enfants en sont atteints et que l'inflammation se continue jusque dans l'âge adulte. La dénomination d'ostéomyélite est donc la meilleure, comme M. Lannelongue l'avait démontré avec de nombreuses pièces à l'appui.

Dans cette remarquable discussion à la Société de chi-. rurgie, la question du traitement fut diversement comprise. MM. Marjolin, chirurgien de l'hôpital Trousseau, Verneuil, Le Fort, apportèrent des faits nombreux où la guérison d'abcès sous-périostiques fut obtenue par la

simple incision. Néanmoins le professeur Le Fort résuma
la discussion sur le traitement de la façon suivante : « Sans
« accepter les idées de M. Lannelongue, dit-il, je ne leur
« fais pas une opposition absolue. Ce que je reproche à
« notre collègue, c'est d'avoir été trop loin dans ses opi-
« nions, d'avoir généralisé, sans admettre d'exception,
« des faits qui pourraient être regardés comme excep-
« tionnels. Mais je me plais à reconnaître qu'en insistant
« sur la nécessité de pratiquer la trépanation de l'os, non
« pas toujours comme il le veut, mais dans certains cas,
« M. Lannelongue a rendu à la thérapeutique chirurgi-
« cale un incontestable service, puisqu'il amènera à pra-
« tiquer plus souvent qu'on ne le fait la trépanation des
« os atteints d'ostéite épiphysaire, d'ostéo-périostite
« phlegmoneuse ».

A toutes ces objections le professeur Lannelongue
répondit par un travail sur l'ostéomyélite prolongée,
faite en collaboration avec M. Comby. Il y démontra que
les guérisons observées après incisions pures et simples
de l'abcès sous-périostique étaient des guérisons tempo-
raires, et tôt ou tard les malades sur lesquels on les a
observées seront atteints de récidives sous forme de poussées inflammatoires nouvelles, d'hyperostoses, d'abcès
des os, de nécroses.

A l'Académie de médecine, la question de l'ostéomyélite fut mise à l'ordre du jour. M. Panas, dans son rapport,
se refusa tout d'abord à admettre que la moelle osseuse
puisse-être le point de départ exclusif des inflammations
osseuses que l'on observe chez les adolescents : « Si l'ostéo-
« myélite, dit-il, joue un grand rôle dans la pathogénie de
« ces affections, on ne peut refuser à la moelle périostale,
« autrement dit au périoste, la possibilité de s'enflammer

« la première, au moins dans un certain nombre d'obser-
« vations ». Dans tous les cas, M. Panas ainsi que Trélat
attribuent au tissu médullaire proprement dit un rôle
prépondérant dans l'inflammation de l'os. Mais pour
Gosselin, le point de départ de l'affection est douteux,
l'ostéite est générale d'emblée, toutes les parties consti-
tuantes de l'os participent à l'état inflammatoire; quant
au traitement, c'est la trépanation quand la suppuration
occupe l'intérieur de l'os. Mais le plus souvent la guérison peut s'obtenir par les incisions larges et précoces
du périoste.

Nous allons voir toutes ces objections perdre beaucoup
de leur importance, grâce aux recherches microbiologiques que nous envisagerons rapidement dans l'étude de
la 3e période de l'historique de l'ostéomyélite.

Disons en terminant l'étude de cette deuxième période
qu'en Allemagne l'ostéomyélite fut étudiée par Volkmann,
Roser, Klose, Vogt, Friedmann, surtout sous le nom de
nécrose aiguë, mais sans que ces auteurs aient ajouté
quelque chose de nouveau à la description des chirurgiens français.

3° Période de recherches microbiologiques et de classification.

La marche de la maladie et les progrès de la médecine
proprement dite devaient amener les chirurgiens à se
demander si l'affection ne devait pas être rangée dans le -
groupe des maladies infectieuses. C'est ce que pensa
Lücke dès 1874. En même temps Klebs et Recklinghausen décrivirent des microcoques aussi bien dans les
foyers primitifs de suppuration osseuse que dans les foyers

secondaires. Cette même idée se retrouve dans un travail d'Eberth, publié en 1875. En 1879, Kocher conclut de ses recherches expérimentales que les éléments producteurs de l'inflammation osseuse sont primitivement contenus dans le canal intestinal. La même année Rosenbach arrive à des conclusions presque identiques à celles de Kocher. En 1880, Kostlin, cité d'après M. Kirmisson, fit des expériences destinées à montrer la nature infectieuse de la maladie, en pratiquant sur des chiens des fractures sous-cutanées des membres, puis en leur faisant des injections sous-cutanées de matières septiques.

Dans la séance du 4 mai 1880, M. Pasteur rendait compte à l'Académie de médecine de l'examen d'un pus d'ostéomyélite recueilli sur la jambe d'une petite fille de douze ans dans le service de M. Lannelongue. Il découvrit dans ce pus un microbe pareil à celui du furoncle et il conclut que l'ostéomyélite est « le furoncle de la moelle des os ».

En 1881, Max Schuller décrivit des micrococcus dans la moelle, dans le périoste et les tissus environnants infiltrés de pus. Ces microbes se retrouvaient même dans l'épaisseur du cartilage articulaire. Ogston (1882) constata la présence d'un grand nombre de staphylocoques dans un cas d'ostéomyélite chez un enfant.

Becker en 1883 put avec ce microbe faire des cultures ayant une couleur orangée; il inocula ces cultures par des injections intra-veineuses, mais la suppuration osseuse ne se montra que dans les cas où quelques jours auparavant on avait pratiqué une ou plusieurs fractures.

La même année Nepveu, dans le service de M. Verneuil, constata la présence de ce même organisme dans deux cas d'ostéomyélite (thèse de Thellier). En 1884, M. Gangolphe obtint la suppuration osseuse en inoculant du pus dans les veines ou sous la peau et en produisant un traumatisme des os. (*Lyon médical*, 1884.)

Rosenbach (1884), pour établir la priorité de ses recherches sur celles de Becker, donna à ce microbe à cultures dorées le nom de *staphylococcus pyogenes aureus*; ce microbe existait dans le pus soit à l'état isolé, soit associé au streptocoque pyogène. Dans un cas il trouva un microbe qu'il appela *staphylococcus pyogenes albus*.

Fédor Krause fit les mêmes constatations et il conclut que le micrococcus de l'ostéomyélite infectieuse de l'homme est un micro-organisme extrêmement pathogène et pyogène agissant surtout sur l'appareil locomoteur. Il retrouva ce même microbe dans le pus des anthrax.

M. Rodet (de Lyon) fit faire un grand pas à la question. Tandis que les expérimentateurs précédents traumatisaient des os, M. Rodet injecta des cultures du *staphylococcus aureus* dans les veines de lapins en voie de croissance et produisit, sans traumatisme, des ostéomyélites suppurées.

Garré reproduisit sur lui-même les lésions du furoncle en s'inoculant du pus d'ostéomyélite.

M. Jaboulay confirma les recherches de Rodet et détermina les lésions de l'ostéomyélite avec le staphylococcus albus aussi bien qu'avec le staphylococcus aureus. Il admit la transformation du staphylococcus aureus en staphylococcus albus, fait sur lequel nous ne pouvons nous appesantir ici, mais que nous discuterons à propos de la pathogénie.

Kraske (1887) insista après beaucoup d'autres auteurs sur l'existence des microbes précédents dans les suppurations des différents tissus et il conclut en disant qu'il faut renoncer à l'idée de faire de l'ostéomyélite une maladie infectieuse spécifique déterminée par le staphylococcus aureus.

De ses recherches Colzi conclut que le staphylococcus aureus est plus virulent que le staphylococcus albus.

MM. Lannelongue et Achard ayant examiné le pus d'un certain nombre d'ostéomyélites aiguës y décrivent le staphylococcus pyogenes aureus, le staphylococcus albus, le staphylococcus citreus de Passet, le streptocoque pyogène et le pneumocoque à l'état de pureté. A propos de ces recherches la discussion reprit avec MM. Rodet et Courmont sur l'identité entre le staphylococcus aureus et le staphylococcus albus.

Il est vrai que dans quelques cas plusieurs auteurs avaient déjà décrit, à côté du staphylococcus aureus, un autre microbe, le streptocoque pyogène (Golding Bird, Rosenbach, Kraske, Rattone). Mais ce fut surtout MM. Lannelongue et Achard qui décrivirent l'ostéomyélite à streptocoques et au point de vue clinique et au point de vue bactériologique. Peu de temps après, M. Chipault rapporta un autre cas d'ostéomyélite à streptocoque d'origine puerpérale.

Après ces recherches MM. Courmont et Jaboulay publièrent des expériences sur l'ostéomyélite à streptocoque, mais non conformes à celles de MM. Lannelongue et Achard, comme nous le verrons plus loin. Mais M. Koplick par ses expériences confirma cependant les recherches de ces derniers auteurs. Puis ceux-ci complétèrent leurs remarquables travaux par la description de l'ostéomyélite à pneumocoque, et au point de vue clinique et au point de vue bactériologique.

Récemment, au Congrès de chirurgie (1895), M. Dor a étudié l'ostéomyélite à staphylococcus cereus flavus.

Enfin la microbiologie des ostéomyélites éberthiennes fut démontrée pour la première fois par Ebermaier, puis par Orloff, Achalme, Colzi, Chantemesse, Widal, etc.

Ces mêmes auteurs insistèrent sur des conclusions cliniques que nous aurons à décrire.

En résumé, cet historique nous a montré tout d'abord les importants travaux de Gerdy, Chassaignac, Gosselin, sur l'ostéomyélite, mais c'est surtout au professeur Lannelongue que revient l'honneur d'avoir donné une description complète de cette affection et surtout de ses suites, ce qui justifierait le titre de « maladie de Lannelongue » donné à l'ostéomyélite.

L'historique de ces recherches microbiologiques nous démontre aussi qu'il existe des ostéomyélites à staphylocoque, ce sont les plus fréquentes, des ostéomyélites à streptocoque, à pneumocoque et à bacille d'Eberth. Ce sont celles que nous étudierons ici et dans l'ordre dans lequel nous les avons énumérées.

PREMIÈRE PARTIE

OSTÉOMYÉLITE AIGUE INFECTIEUSE A STAPHYLOCOQUES.

CHAPITRE I

Pathogénie — Ostéomyélites expérimentales.
Étiologie.

Description vague de Klebs, Billroth, Lücke, etc. — Importante communication de M. Pasteur. — Recherches d'Ogston; Becker fait des inoculations avec le staphylocoque doré; dénomination proposée par Rosenbach qui décrit en outre le staphylococcus albus. — Recherches de Krause : le microbe de l'ostéomyélite n'est pas spécial à cette affection. — Inoculations de Rodet qui détermine des ostéomyélites sans traumatisme. — Étude de M. Jaboulay sur la différenciation du staphylococcus aureus et de l'albus d'après Jaboulay. — Identité de ces deux microbes d'après Rodet, Bertoye; formes atténuées dépendant de la virulence. — Travaux de MM. Lannelongue et Achard. — Différence de couleur et de virulence du staphylococcus aureus et du staphylococcus albus, du staphylococcus citreus. — Classification étiologique des ostéomyélites d'après ces deux expérimentateurs. — Infections uniques; infections mixtes. — Déductions cliniques. — Des portes d'entrée de l'infection. — Des plaies cutanées diverses (Lannelongue), infections secondaires dans le cas de fièvre éruptive; porte d'entrée par le tube digestif

(Kocher). — Porte d'entrée pulmonaire (Lücke). — Voie de circulation du microbe par les vaisseaux sanguins (staphylocoque), par la voie lymphatique (streptocoque). La moelle est un tissu moitié lymphatique, moitié sanguin, ce qui explique la localisation des microbes pyogènes en ces points. — Des microbes constatés dans le sang dans le cours de l'ostéomyélite. — Infection endogène; infection latente; microbisme latent (Verneuil); fièvre de croissance : congestions épiphysaires physiologiques; rôle du rhumatisme, de l'exposition au froid, du surmenage, du traumatisme, de l'âge, du sexe. — Des localisations les plus fréquentes. — L'ostéomyélite est une maladie microbienne, parfois épidémique et contagieuse (Lannelongue). — Ostéomyélites pluri-osseuses; ostéomyélite bipolaire. — Ostéomyélite des os courts sans épiphyse.

Pathogénie. — Ostéomyélites expérimentales. — Dans l'historique précédent nous avons vu qu'après avoir été décrite au point de vue clinique, l'ostéomyélite aiguë survenant pendant la croissance ne tarda pas à être considérée par les chirurgiens comme une maladie essentiellement infectieuse. Les développements qui vont suivre nous montreront que l'infection osseuse ou mieux ostéomédullaire est due à plusieurs variétés de microbes, le staphylocoque surtout, puis le streptocoque, le pneumocoque, le bacille typhique, le bacille tuberculeux. Souvent l'infection est mixte, parfois elle remonte à une date éloignée; elle peut durer longtemps et le traumatisme favorise son apparition; enfin l'ostéomyélite peut être considérée comme une septicémie osseuse pouvant aboutir à l'infection purulente; parfois même la mort survient avant qu'il y ait une localisation suppurative (Reynier).

Klebs, Bilroth, Lucke, Eberth, Von Recklinghausen décrivirent vaguement un microbe ou parasite dans le pus de l'ostéomyélite.

Mais, ainsi que nous l'avons déjà fait remarquer dans l'historique, c'est à Pasteur qu'il faut encore attribuer le mérite d'avoir décrit le premier, dans un cas d'ostéomyélite provenant du service de M. Lannelongue, des microbes réunis en couples et sous forme de grains et d'avoir démontré nettement la nature infectieuse de la maladie.

En 1881, Ogston étudiant les microbes de suppuration, signale dans un cas d'ostéomyélite la présence d'un grand nombre de staphylocoques.

Becker, en 1883, examina le pus de 5 cas d'ostéomyélite et il le cultiva sur des pommes de terre, sur le sérum sanguin du mouton et sur gélatine.

Sur le sérum, il vit se produire, au bout de vingt-quatre heures, un trouble blanchâtre qui se colorait peu à peu et devenait orangé. Dans la gélatine, il observa seulement du troisième au cinquième jour, une lame blanchâtre; la gélatine s'était liquéfiée à la partie supérieure, et en ce point prenait une couleur orangée intense; puis toute la gélatine passait à l'état liquide en prenant une couleur louche jaunâtre. En exposant ces cultures à l'air, elles répandaient une odeur de colle d'amidon gâtée, c'est-à-dire l'odeur caractéristique du pus de l'ostéomyélite.

Becker, pour compléter son étude microbiologique, inocula des produits de ces cultures, soit sous la peau, soit directement dans le sang des animaux, mais il n'obtint de résultats caractéristiques que s'il avait fait subir aux animaux un traumatisme osseux, contusion ou fracture sous-cutanée. Dans ces conditions, les animaux succombaient dans les douze ou quatorze jours qui suivaient l'inoculation. Au niveau du traumatisme, Becker trouvait à l'autopsie une grande quantité de pus, le périoste décollé, l'os dénudé et en cas de fracture la cavité médullaire pleine de pus.

Chez trois animaux seulement, Becker trouva des infarctus dans les poumons dans les reins et contenant de nombreux microcoques spécifiques. Chez un lapin, il s'était produit une péricardite purulente. En ensemençant sur de la gélatine ou sur pommes de terre du pus provenant de ces foyers de suppuration, il obtint de nouveau des cultures de couleur orangée, exhalant l'odeur caractéristique du pus d'ostéomyélite.

Ces recherches microbiologiques de Becker sont capitales, puisqu'il décrit le même microbe entrevu par Pasteur et Ogston avant lui, mais aussi, ce qui est important, c'est le résultat positif de ses inoculations.

En 1885, Nepveu décrivit dans du pus d'ostéomyélite la présence de divers microbes (thèse de Thellier).

Ce fut Rosenbach qui donna un nom à ce microbe trouvé dans le pus de l'ostéomyélite et que Max Schuller avait retrouvé dans la moelle, le périoste et le cartilage articulaire. Rosenbach l'appela le staphylococcus pyogenes aureus, puisqu'il avait la forme de grain de raisin, puisqu'il déterminait la suppuration, puisqu'enfin ses cultures prenaient une coloration orangée. Il examina le pus dans 15 cas d'ostéomyélites. Dans 12 cas il trouva le staphy. aureus à l'état de pureté. Dans un cas, il était associé au staphy. albus. Dans un autre, il était mélangé au streptocoque pyogène. Dans le 15e cas, le staphyl. albus existait à l'état de pureté. Il insista sur ce fait qu'on voit assez souvent des sujets, atteints dans leur enfance d'une ostéomyélite avec ou sans suppuration, présenter au même point dix ou trente ans après et même plus, les symptômes d'une inflammation osseuse centrale; l'abcès osseux se vide et il en sort un petit séquestre. Il pense que, dans ces cas, les staphyl. peuvent persister longtemps et produire longtemps après, sous une influence quelconque, une suppuration. D'ailleurs, dans ses expériences de culture, il avait, quinze mois après une première expérience, pu réensemencer sur agar le microbe, qui conserve donc pendant très longtemps sa vitalité ou mieux sa virulence (1884).

C'était la confirmation microbiologique des recherches cliniques de MM. Lannelongue et Comby sur l'ostéomyélite prolongée (1879).

Krause, par ses recherches, confirma les données précédentes. Il examina 9 cas d'ostéomyélite et trouva dans le pus le staph. aureus et l'albus. Au point de vue clinique, il nota que, dans 2 cas, de nouveaux accidents étaient apparus après une rémission plus ou moins longue, et il pensa que quelques germes étaient restés dans l'os malade, absolument inertes pendant quelque temps, puis sous une influence quelconque, avaient acquis une nouvelle vitalité.

Avec le pus de ces ostémyélites, Krause fit des inoculations. Les inoculations sous-cutanées ne déterminèrent aucune réaction. Les piqûres de la cornée déterminèrent une tache grisâtre, et dans un cas un hypopyon. Les injections intraveineuses dans la jugulaire interne déterminèrent généralement la mort des animaux après la première injection ou après la deuxième. A l'autopsie, Krause constata presque toujours un épanchement articulaire séro-purulent et des abcès musculaires. Quand il avait produit avant l'inoculation une fracture ou une légère fêlure d'un os des membres, il observait presque toujours, soit sous le périoste, soit dans la moelle osseuse. surtout aux environs de la fracture, des abcès plus ou moins volumineux contenant des staphyl. Il constata aussi parfois un peu d'albumine dans l'urine des animaux en expérience, ainsi que la présence d'une certaine quantité de microcoques. Il trouva souvent des infarctus rénaux.

Krause conclut que le micrococcus de l'ostéomyélite infectieuse de l'homme est un micro-organisme extrêmement pathogène et pyogène, agissant souvent sur l'appareil locomoteur (articulations, os, muscles). Il trouva également ce micrococcus dans le pus des anthrax et, d'après ses recherches, il conclut comme Pasteur que le microbe de l'ostéomyélite est le même que celui de l'anthrax. Mais il n'osa pas conclure à l'identité des lésions qu'il obtenait ainsi et de celles de l'ostéomyélite.

Ce fut alors en France que l'étiologie microbienne de l'ostéomyélite infectieuse fut étudiée, et suivant une pratique assez différente. Rodet, en effet, en expérimentant sur de jeunes lapins, en leur faisant une inoculation intra-veineuse, produisit sur eux une ostéomyélite suppurée, et cela sans aucun traumatisme. De ses recherches il tira les conclusions suivantes :

« Le microbe qu'on trouve dans le pus de l'ostéo
« myélite infectieuse est disséminé dans tout l'organisme
« du lapin par injection intra-veineuse et libre, par con
« séquent, de choisir son terrain de prédilection. Il
« montre une préférence marquée pour les os, spéciale
« ment pour les parties de plus rapide accroissement ; il
« y détermine des lésions d'ostéite juxta-épiphysaire
« nécrotique et suppurée dont l'analogie avec celle de la
« maladie humaine permet d'affirmer son rôle d'agent
« spécifique de cette dernière. »

Mais dans un travail ultérieur, M. Rodet n'admit plus. comme nous allons le voir, la spécificité du microbe de l'ostéomyélite infectieuse.

M. Jaboulay, dans sa thèse, étudia la même question et trouva le staphylococcus aureus dans trois cas d'ostéomyélite prolongée. Par inoculation des produits de culture il est arrivé à reproduire expérimentalement une affection analogue à l'ostéomyélite de l'homme. Aussi il conclut ainsi : « On peut donc dire que le microbe « blanc et le mirobe orangé sont identiques dans leur « forme et dans leur réaction sur l'organisme du lapin ; « ils ne diffèrent l'un de l'autre que par la couleur de « leurs végétations sur pommes de terre et sur gélatine. « Il nous a été impossible d'obtenir avec des cultures « blanches autre chose que des cultures blanches. »

M. Rodet, reprenant la question, inocule des cultures jaunes à des animaux indemnes de fractures ou de tout autre traumatisme, en leur faisant des injections intra-veineuses, sous-cutanées et intra-péritonéales. Les injections intra-veineuses déterminèrent une affection d'une allure subaiguë ; le siège principal de l'inflammation était souvent dans la moelle du tissu osseux juxta-épiphysaire (fémur, tibia et humérus). Outre les lésions osseuses, M. Rodet nota la présence assez fréquente de pus dans les articulations, quelques lésions cardiaques et rénales.

Les injections sous-cutanées produisirent des abcès, mais sans lésions osseuses. En conséquence, il n'accepte pas la spécificité du staphylococcus aureus, si l'on entend par là que l'ostéomyélite est la seule maladie dans laquelle on le rencontre, il accepte seulement son rôle pathogène.

Socin et Garré, dans leurs recherches, trouvèrent le staphylococcus aureus associé au staphylococcus albus.

Contrairement aux résultats négatifs de Rosenbach et de Krause, ils ont pu démontrer dans ce même cas la présence de ces deux espèces de microcoques dans le sang.

Pour ces mêmes auteurs, l'ostéomyélite n'a pas d'agent spécifique. Garré pour le démontrer s'inocula en trois points une culture artificielle de staphylococcus aureus provenant du sang d'un malade atteint d'ostéomyélite. En vingt-quatre heures il se développa un abcès sous-épidermique contenant le staphylococcus aureus. Dans une deuxième expérience sur lui-même, Garré s'inocula à l'avant-bras par frottement et il vit les jours suivants apparaître une poussée de furoncles.

M. Rodet, continuant ses recherches, admit les conclusions suivantes dans la thèse de son élève Bertoye : Le microbe de l'ostéomyélite peut déterminer dans les os et dans les autres tissus des suppurations chroniques sans réactions locales ni générales notables, en un mot une maladie à forme atténuée. Le microbe revêt parfois le type blanc dans ces maladies atténuées. Le staph. p. albus peut se transformer en staph. p. aureus. Cette transformation s'effectue sous l'influence de réensemencement et du passage à travers des milieux animaux différents. Ces passages accroissent la vitalité et la virulence du microbe de l'ostéomyélite, il faut donc admettre que pareil accroissement coïncide avec le changement de coloration du staph. p. albus.

Enfin, concluent Rodet et Bertoye, le microbe de l'ostéomyélite déterminera une maladie à forme atténuée lorsqu'il présentera le type blanc, c'est-à-dire lorsque la densité de ses colonies sera peu considérable.

M. Chauveau admit l'influence du tassement sur la coloration du staphyl. et aussi un rapport direct entre la virulence et les doses inoculées de ces microbes.

Vers cette époque Fowler, chirurgien de l'hôpital Sainte-Marie, à Brooklyn, rapporta un cas d'ostéomyélite dans lequel l'examen bactériologique confirma, après culture, la présence du staph. aureus et de l'albus.

Kraske (de Fribourg), de ses recherches et de ses expériences conclut que le staph. p. aureus peut, à lui seul, produire l'ostéomyélite aiguë chez l'homme et il produit cette maladie le plus souvent. Associés à ces microbes on trouve quelquefois le staph. p. albus, le streptocoque pyogène et des bacilles. Ce sont là « des infections mixtes », dit-il. Les ostéomyélites provoquées par une infection mixte se distinguent par une marche particulièrement grave, ce qui est important pour le pronostic. Il faut renoncer à considérer l'ostéomyélite comme une maladie infectieuse spécifique. C'est à tort, dit-il, que certains auteurs pensent que l'ostéomyélite aiguë avec ses foyers disséminés, se présente autrement que l'ostéomyélite dite traumatique et suppurée. En effet, dans un cas, le microbe pénètre directement dans la cavité médullaire; dans l'autre cas, le microbe arrive par la voie de la circulation sanguine et se dépose en divers points. La forme de l'inflammation peut être différente, mais le virus qui la produit est le même.

Perlik (de Budapest) confirma ces données de Kraske.

En Italie, ce fut Colzi qui étudia la question de l'étiologie microbienne des ostéomyélites. Il examina 16 cas. Dans 13 il trouva le staph. p. aureus, dans 3 le staph. p. aureus et le staph. p. albus. Ces microbes avaient les mêmes réactions que ceux trouvés dans des abcès ordinaires. Le staph. p. albus donna expérimentalement moins de résultats positifs. Dans des expériences faites avec des cultures mixtes d'aureus et d'albus il n'obtint pas de résultat positif, mais il observa qu'elles possédaient un pouvoir pathogène plus grand que des cultures d'aureus seul. Comme les expérimentateurs précédents, Colzi conclut que, dans des foyers d'ostéomyélite aiguë, qui ne sont pas encore ouverts en dehors, on trouve le plus souvent le staph. p. aureus seul ; parfois le microbe est associé au staph. p. albus ; exceptionnellement le staph. p. albus est seul. Ces deux microbes peuvent produire expérimentalement une ostéomyélite, mais l'aureus est plus virulent que l'albus. Le staph. p. aureus produit chez les animaux, outre l'ostéomyélite, une série de lésions viscérales comme on en observe souvent chez l'homme. Les résultats sont toujours les mêmes, quelle que soit la provenance de l'aureus, que ce microbe provienne d'un foyer ostéomyélitique, d'un abcès chaud des parties molles, d'une plaie suppurante ou de la bouche de l'homme sain.

Ce fut alors que M. Lannelongue ajouta à ses recherches cliniques de remarquables expériences et recherches microbiologiques définitives. Avec M. Achard, il examina bactériologiquement 15 cas d'ostéomyélite aiguë. Dans 5 cas, ils notèrent le staph. p. aureus. Dans 1 cas les deux staph. étaient associés. Dans 5 cas, le staph. p. albus existait seul dans le pus. Dans 2 cas, ils trouvèrent le streptocoque p. seul.

Des injections de bouillon de culture de staphylococcus aureus dans les veines de l'oreille, chez des lapins en voie de croissance, et sans traumatisme osseux déterminèrent : 1° des abcès sous-périostiques siégeant de préférence sur le corps du tibia, de l'humérus et quelquefois sur des épiphyses ; ils sont fréquemment multiples et miliaires ou plus volumineux ; 2° des abcès ou des infiltrations intra-médullaires qui s'observent non seulement dans les régions juxta-épiphysaires des os longs, mais encore aux extrémités des diaphyses dans la moelle osseuse et loin du cartilage conjugal. Tantôt c'est une goutte de pus et d'autres fois dans des cas anciens un abcès encapsulé. On voit de même, dans les épiphyses, des cavités purulentes, avec ou sans séquestres, en rapport avec le cartilage conjugal plus ou moins détruit ou à côté de lui. — L'examen histologique fait voir, au niveau des lésions osseuses, de nombreux microbes agglomérés ou disséminés par groupes dans la masse du canal médullaire, dans les aréoles des épiphyses, dans les abcès sous-périostiques et médullaires. MM. Lannelongue et Achard ont rencontré également, après ces injections veineuses sans traumatisme, des nécroses limitées, superficielles ou profondes, et des suppurations articulaires, tantôt liées aux altérations des os qui les produisent, tantôt sans lésions des os, c'est-à-dire représentant des localisations initiales de l'infection.

A propos des 5 cas déterminés par le staph. p. albus, ils pensent : que le staph. p. albus, souvent considéré comme peu ou point pathogène, doit être compté parmi les agents capables de produire à lui seul l'ostéomyélite classique, avec foyers osseux, abcès sous-périostiques et symptômes d'infection généralisée. MM. Lannelongue et Achard purent d'ailleurs reconnaître sur les animaux la virulence de ce microbe; un lapin adulte est mort en soixante heures après l'injection de 1 centimètre cube d'un bouillon de culture de staph. albus dans la veine de l'oreille; il présentait à l'autopsie de nombreux foyers d'infection dont les cultures ne renfermèrent pas d'autre agent microbien.

MM. Rodet et Courmont n'admirent pas cette différence entre le staph. p. aureus et l'albus; selon eux, il ne s'agit que d'une seule espèce de microbe, le staph. pyogenes qui, à l'état d'albus, possède les mêmes propriétés pathogènes qu'à l'état d'aureus.

Pour ces expérimentateurs, le pouvoir chromogène des cultures est soumis à de grandes variations. Les cultures d'un microbe provenant d'une endocardite infectieuse et ayant produit l'ostéomyélite juxta-épiphysaire chez un jeune lapin sans traumatisme de l'os, ont fourni de nombreuses colonies de staphyl. présentant toutes les colorations intermédiaires, depuis le blanc absolu jusqu'au jaune foncé. Les premières cultures sur pommes de terre étaient blanches, elles devinrent jaunes en vieillissant. Les cultures orangées, reproduites sur gélatine et dans les bouillons, ont conservé leur coloration jaune plus ou moins foncée. Après quelques générations, les colonies sur pommes de terre sont redevenues blanches sans que le microbe ait perdu sa propriété de faire de l'ostéomyélite chez les jeunes lapins. Ce staph. p. forme donc entre l'albus et l'aureus une variété intermédiaire. D'autres staph. auraient montré à MM. Rodet et Courmont, quoique à un degré moindre, cette série de variations dans leur pouvoir chromogène.

MM. Lannelongue et Achard répondirent par ce fait que leurs expériences démontrent la moindre virulence du staph. p. albus par rapport au staph. p. aureus. Une première injection intra-veineuse de 1/2 centimètre cube de bouillon ensemencé du staph. p. albus à un jeune lapin ne fut suivie d'aucune réaction. Trois semaines plus tard il fallait recourir à deux nouvelles injections de 1 centimètre cube de bouillon virulent. Le lapin ne mourut que quinze jours après en présentant des lésions généralisées. *Or, avec le staph. p. aureus, on obtint les mêmes résultats au bout de trois jours en injectant seulement 1/4 de centimètre cube de bouillon virulent.*

MM. Lannelongue et Achard ont pu affaiblir ou supprimer temporairement le pouvoir chromogène du staph. p. aureus, mais sans pouvoir parvenir à l'abolir d'une façon durable et à transformer véritablement ce microbe en staph. p. albus. Celui-ci est un microbe un peu plus gros que son congénère ; il liquéfie un peu plus lentement la gélatine, et ses cultures sur gélose sont plus visqueuses que celles du staph. p. aureus.

Dans un travail complémentaire, MM. Lannelongue et Achard ont démontré qu'entre l'aureus et l'albus, il existe un microbe intermédiaire, le staph. citreus de Passet, qui participerait, comme propriété chromogène et pathologique, de l'un et de l'autre.

Enfin Fischer et Levy ont, tout récemment (sept. 1893), publié le résultat de l'examen bactériologique de 15 cas. Ils notèrent le staph. dans 9 cas ; le diplocoque lancéolé dans 2 cas, le streptocoque dans 2 cas. Dans un des cas d'ostéomyélite à pneumocoque, ce dernier microbe existait dans le sang. — Ces deux cas d'ostéomyélite à streptocoques se rapportent à des malades de vingt-quatre et quatorze ans qui guérirent de leurs lésions situées chez tous deux au niveau de l'humérus.

Enfin, dans une remarquable thèse récente, M. L. de St-Germain a rapporté des expériences dans lesquelles des inoculations intra-veineuses de staphylocoque ont déterminé chez les lapins quelques lésions ostéomyélitiques et surtout des arthrites suppurées précoces.

En résumé, personne n'admet plus maintenant la spécificité du microbe du pus de l'ostéomyélite ; le staph. qu'on y rencontre le plus souvent se retrouve également dans tous les abcès chauds, tels que furoncles, panaris, abcès sous-cutanés, etc.

Rosenbach, Krause, Socin, Garré, Kraske, Fowler, Colzi, Lannelongue, Achard, etc., distinguent tous deux espèces de staph. : l'aureus et l'albus.

D'autre part, MM. Rodet, Courmont considèrent le staph. p. albus comme un staphyl. doré vieilli, qui a perdu sa couleur, mais revient après quelque temps à l'état de staph. aureus.

Beaucoup d'auteurs ont remarqué en outre que lorsque le staphyl. doré n'est pas seul, l'affection est beaucoup plus grave. Kraske, surtout, a rapporté plusieurs observations confirmant cette idée.

Moins grave, au contraire, serait l'ostéomyélite à staph. albus ; nous reviendrons plus loin sur ce point.

Quoi qu'il en soit, de cette longue étude pathologique et microbiologique il résulte qu'il faut, dans la classe des ostéomyélites à staphylocoques, distinguer pathologiquement les variétés suivantes :

1° Ostéomyélite à staphylococcus pyogenes aureus ;

2° Ostéomyélite à staphylococcus pyogenes albus ;

3° Ostéomyélite à staphylococcus pyogenes aureus associé à l'albus ;

4° Ostéomyélite à staphylococcus pyogenes aureus associé au streptococcus.

Nous verrons que cliniquement l'ostéomyélite à staphyl. p. albus est moins grave, et que les ostéomyélites à infection mixte (staph. aureus associé à l'albus ou au streptococcus) sont très graves.

Notons enfin que, dans certains cas, celui de M. Reynier, par exemple, l'ostéomyélite à staph. p. aureus peut, étant donnée la rapidité de l'infection générale, ne pas aboutir à la suppuration, le malade étant rapidement enlevé par l'intensité de l'infection.

D'autres staphylocoques peuvent peut-être déterminer des ostéomyélites, c'est ce que l'avenir démontrera. Tout récemment, M. Dor (de Lyon) a observé une ostéo-arthrite hypertrophique infectieuse produite probablement par le staphylococcus cireus flavus de Passet qui, en réalité, est un bacille (*Lyon médical*, 17 avril 1892) ou un staph. p. virulent (*Société de biologie*, nov. 1893).

Étiologie.— Ce qui précède nous a montré l'origine micro-bienne de l'ostéomyélite infectieuse de la croissance. Mais quelles sont les conditions étiologiques cliniques qui permettent l'entrée et le développement des agents infectieux?

Les portes d'entrée de l'infection dans l'ostéomyélite ont été bien étudiées par le professeur Lannelongue. En examinant avec soin les petits malades, en interrogeant les parents, on trouve presque toujours soit une plaie, soit une écorchure, soit une solution de continuité quelconque, l'ombilic chez les nouveaux-nés, qui sert de porte d'entrée aux microbes.

Dans la thèse d'un de ses élèves, M. d'Ayala-Rios, on trouve sur 14 cas : 2 fois des engelures des orteils, 2 fois un panaris superficiel des doigts ou des excoriations de gourme, une fois des écorchures du pli de l'aine, un abcès de l'épaule, une plaie du cuir chevelu, un furoncle, des excoriations de teigne, des aphtes de la bouche, la varicelle, etc.

Les portes d'entrée chez l'enfant sont donc nombreuses.

Tout récemment encore, M. Leroux signalait dans l'impétigo, si fréquent chez les enfants, la présence du staphl. aureus, albus et citreus et d'un streptocoque, celui-ci étant presque constant. L'arrière-gorge, les angines, s fréquentes chez les enfants, les pustules de vaccination (Sabrazès) une fièvre éruptive antérieure, se compliquant d'infections secondaires, telles que rougeole scarlatine, variole, les érythèmes fessiers, talonniers, et malléolaires, les plaies de vésicatoires, la variole, etc., sont autant de portes d'entrées.

Un malade en cours de furonculose est en danger d'ostéomyélite si un traumatisme osseux survient. MM. Berger et Braquehaye ont rapporté des exemples d'ostéomyélite dévelopée dans ces conditions.

La pénétration par la peau peut se faire de la façon suivante : par les glandes sudoripares et pilo-sébacées pénètre le staphylocoque qui détermine un furoncle ou ou anthrax. Puis, par les veines qui entourent ce furoncle pénètre l'agent microbien. Kraske rapporte, en effet, le cas d'un enfant qui eut d'abord un furoncle de la lèvre, puis une ostéomyélite. Les veines au voisinage du furoncle renfermaient des straphylococci.

Ainsi le staph. introduit sous la peau produit un abcès sous-cutané; introduit dans l'os, il détermine une ostéomyélite; enfin, placé dans les follicules sébacés, il provoque le développement d'un furoncle.

Comme porte d'entrée chez l'enfant nous avons déjà signalé les fièvres éruptives. En voici un exemple observé à l'hôpital Trousseau dans le service de M. Lannelongue, remplacé par M. Jalaguier. Enfant de huit mois. L'accouchement de la mère avait été normal. A l'âge de sept mois, petite variole avec pustules nombreuses qui ont suppuré et qui sont disparus il y a un mois. Le 20 mai, formation d'un abcès dans l'aisselle (adénite ?) ; 2e abcès dans l'aine gauche quelques jours après. Le 8 août, nouvel abcès dans l'aisselle ; l'aspect de la région fait croire à une ostéomyélite, mais on ne trouve pas d'os dénudé. Le 14 août, le gonflement quitte la région axillaire et devient antérieur. Fluctuation et gonflement au niveau du pli deltoïdo-pectoral. Incision ; pus articulaire et dénudation de l'extrémité supérieure de l'humérus à la face interne. L'os n'est pas trépané, mais il y avait certainement en ce point un abcès sous-périostique ; guérison rapide.

Dans d'autres conditions la porte d'entrée cutanée est insignifiante ; un abcès sous-cutané se développe et c'est de lui que partent les agents infectieux qui vont déterminer l'ostéomyélite. C'est ainsi que Ceccherelli fit les deux expériences suivantes qui démontrent ce qui vient d'être dit.

Il fit des injections sous-cutanées à des lapins, dont le squelette avait été traumatisé : dans le 1er cas avec du pus et des cultures provenant d'un malade atteint de périostite infectieuse maligne ; dans le 2e cas avec le pus et les cultures provenant d'une brûlure étendue. Chez les deux lapins il obtint une ostéomyélite à staph. p. aureus.

Kocher, d'autre part, considère la pénétration des microbes par le tube digestif comme devant être assez fréquente.

Fraenkel en effet a trouvé les staphyl. non seulement dans les cas d'angines, mais encore à l'état normal dans le pharynx. Ils sont donc déglutis et peut-être pas toujours détruits par les sucs digestifs ou bien ils peuvent être absorbés et pénétrer sur place. En effet, d'après Stoehr, il y a toujours à la surface des amygdales ou de la glande de Luschka des globules blancs qui viennent en contact avec la surface de ces organes lymphoïdes et par conséquent en contact avec les microbes. Les leucocytes, en rentrant dans le courant lymphatique général, doivent forcément entraîner avec eux quelques-uns de ces agents infectieux, ceux-ci par la voie sanguine et lymphatique, vont ensuite infecter la moelle osseuse.

Lucke, d'autre part, dit avoir constaté souvent des ostéomyélites précédées de catarrhe pulmonaire.

Mais Kraske ne regarde pas comme démontrée cette pénétration du microbe par le tube digestif : pour lui la pénétration par les voies respiratoires est admissible. L'infection par le tissu péri-amygdalien par le nez est encore possible ; les amygdales enflammées contiennent souvent en effet le staph. aureus.

Orloff, après avoir produit des fractures de jambe, mélangea des cultures de staph. à la nourriture de 7 lapins ; le tube digestif et les poumons de ces animaux étaient sains. Le catarrhe de l'intestin fut signalé deux fois ; mais les fractures pendant cet état ne suppurèrent pas, sauf dans un cas où une esquille était venue traverser la peau.

Dans une autre série d'expériences, des fractures sous-cutanées de jambe étant produites, Orloff fit sous la peau des injections de cultures de staph. Il ne se produisit pas non plus de suppuration au niveau du foyer de fracture.

Malgré la présence d'une porte d'entrée, il faut donc déduire de ces expériences que certaines conditions cliniques sont nécessaires pour la pénétration des microbes dans le sang.

Bobroff confirma la fréquence d'une plaie comme porte d'entrée. Il n'admit pas le tube digestif comme porte d'entrée, parce que le sang de la veine porte est filtré dans le foie.

Perlik attira l'attention sur ce fait que l'affection est

surtout fréquente dans les saisons humides et froides, au printemps et à l'automne. Outre les solutions de continuité, le froid joue un rôle pour lui. De plus l'affection peut survenir quand la peau et les muqueuses sont intactes.

Colzi insista comme tous les auteurs précédents sur la présence d'une plaie comme porte d'entrée. Pour lui, les voies respiratoires et le tube digestif doivent être pris en considération parce que les microbes, surtout les staphylocoques, se trouvent dans la bouche des individus même sains (15 fois sur 18 individus sains).

Une fois introduits, les microbes circulent-ils par la voie sanguine ou par la voie lymphatique?

Quelle que soit la voie suivie, il est certain que c'est souvent au niveau d'un point traumatisé, parfois une entorse juxta-épiphysaire (Ollier), que l'affection se développe. Il en est de même pour la syphilis où nous voyons une périostite syphilitique se développer en un point qui a été contus. Il est probable d'après Perlik que le traumatisme ou le refroidissement déterminent un trouble local dans la circulation; le microbe qui circule dans le sang s'arrête là et tombe sur un terrain favorable, constitué par les humeurs et les liquides extravasés.

Pour Bobroff, cité par Mirovitch, il faudrait pour expliquer la localisation de la lésion, tenir compte de la direction des artères nutritives dans la moelle osseuse; ces artérioles forment de nombreux réseaux capillaires et ceux-ci sont surtout nombreux au niveau du cartilage dia-épiphysaire; c'est là que se forment des embolies microbiennes. Dans l'ostéite ou ostéomyélite des tourneurs de nacre, des particules de concholine s'arrêtent dans les capillaires, y déterminent une inflammation aseptique, mais des

microbes se surajoutent et donnent lieu à une ostéomyélite infectieuse aiguë.

Dans un travail précédent[1], nous appuyant sur les
recherches histologiques de Hoyer, Morat, Golgi, Neumann, Ranvier, San Felice, Budge, sur les recherches
physiologiques de Dubuisson-Christot, Busch, Gosselin,
sur les recherches pathologiques et anatomo pathologiques de Paulowsky, etc., nous avons été amené à
conclure que la moelle osseuse est un organe moitié
sanguin, moitié lymphatique. Nous avons ajouté que
c'est surtout en tant qu'organe lymphatique que le tissu
médullaire était lésé dans le cas d'ostéomyélite tuberculeuse, sans exclure aucunement le rôle, moins important
cependant, que doit jouer le système sanguin. Le système
lymphatique est assurément une des grandes portes d'entrée pour le bacille tuberculeux.

Or ici, pour l'ostéomyélite infectieuse aiguë à staphylocoques, le rôle du système sanguin paraît prédominant.

Le système lymphatique en effet est un appareil de
défense; par ses ganglions qui sont autant de crans
d'arrêt, il limite l'envahissement de l'économie par les
microbes; mais, s'il est débordé, ceux-ci passent par le
canal thoracique ou la grande veine lymphatique et de
là dans le système sanguin; alors, de relativement locale,
l'infection de l'économie devient ou générale (tuberculose
aiguë) ou localisée si les microbes qui ont pénétré dans
le sang vont coloniser en un point de l'économie.

D'ailleurs la présence des microbes dans le sang n'est
plus à démontrer maintenant pour plusieurs maladies,

---

1. Pl. Mauclaire. *Des différentes formes d'ostéo-arthrites tuberculeuses. De leur traitement par la méthode sclérogène et par l'ar-
threctomie précoce et répétée surtout chez l'enfant.* Thèse, Paris, 1893.

quoique cependant il paraisse résulter des recherches de nombreux observateurs que cette présence n'est peut-être pas constante ou qu'elle est localisée en certains points, étant données les nombreuses inoculations négatives [1]. Les recherches sur la phlébite (Widal, Vaquez), sur les endocardites (G. Lion), les artérites, les néphrites, les hépatites, les arthrites, les pleurésies, les péritonites, les méningites, les infections fœtales, sont des plus probantes pour ce point si intéressant de pathologie générale.

Eiselsberg, cité par Ettlinger, examina le sang d'une malade atteinte d'ostéomyélite; il y reconnut la présence du staphylococcus aureus comme dans le pus osseux. La porte d'entrée de l'infection paraissait avoir été dans ce cas une petite plaie du cou-de-pied.

Dans une observation personnelle d'ostéomyélite à foyers multiples, Ettlinger constata avant la mort la présence du staphylocoque doré dans le sang. Une suppuration limitée de la joue avait été probablement la porte d'entrée de cette observation.

Ces cas sont bien intéressants. Il y a lieu de se demander, en effet, si cette infection sanguine est antérieure ou consécutive à la localisation suppurative osseuse. Si elle est antérieure, ce qui est probable et cependant bien difficile à démontrer (on ne peut pas prévoir l'apparition d'une ostéomyélite) elle confirme cette idée que c'est par la voie sanguine que l'infection ostéomyélique se fait. Si elle est postérieure, cette infection sanguine explique les foyers secondaires et elle aggrave le pronostic, car elle paraît être toujours mortelle.

Il est à noter, d'après Ettlinger, qu'il y a un contraste

1. Voir Ettlinger. *Études sur le passage des microbes pathogènes dans le sang.* Thèse de Paris, 1893.

remarquable entre le virus qui a pénétré dans l'organisme du malade avec des propriétés septiques évidentes et celui qu'on peut retirer ensuite du sang lorsque l'infection est survenue et qui reste inactif sur les animaux les plus prédisposés à l'infection.

Quoi qu'il en soit, cette présence du staphylocoque dans le sang explique les formes pluri-osseuses des ostéomyélites de la croissance.

Si dans un certain nombre de cas le staphylocoque pénètre directement dans l'os à la suite d'un traumatisme ou d'une plaie qui a mis le tissu osseux à découvert, dans d'autres cas, il faut admettre que l'agent infectieux se trouvait déjà dans le sang à l'état latent, pour ainsi dire, avant l'éclosion des accidents; l'infection osseuse est alors latente. C'est l'application de la théorie du microbisme latent du professeur Verneuil. Survienne alors un traumatisme, un trouble de la circulation, un refroidissement, les microbes pyogènes vont coloniser dans ce point et créer un foyer infectieux primitif qui pourra ensuite donner naissance à d'autres foyers secondaires. Lucke et Rosenbach ont admis ce mécanisme comme constant. Pour le professeur Lannelongue ce mécanisme ne serait pas aussi fréquent que le pensent les auteurs précédents. On trouve en effet chez les malades presque toujours comme porte d'entrée une excoriation cutanée ou muqueuse ne correspondant pas le plus souvent avec le siège exact de l'ostéomyélite. Mais la porte d'entrée peut n'être pas récente et dater de quelques mois. Le professeur Verneuil, en effet, a rapporté à la Société de chirurgie deux observations intéressantes à ce point de vue. Dans un cas d'ostéomyélite vertébrale il y avait eu un anthrax deux mois et demi auparavant. Dans un cas d'ostéomyélite avec fistule il se produisait tous les ans une poussée d'ostéomyélite et une éruption furonculeuse.

En résumé, le staphylocoque n'aime pas les lymphatiques, il circule par la voie veineuse. Quand dans le cours d'une ostéomyélite à staphylocoque doré il y a des adénites, c'est qu'il y a des microbes surajoutés (Lannelongue).

Il n'est donc pas possible de considérer l'ostéomyélite aiguë comme une maladie spécifique et locale. Elle est devenue, comme le disait Trélat, une localisation d'un agent infectieux. En somme l'ostéomyélite n'est dans **certains** cas que la manifestation locale d'une **infection** générale. Nous avons essayé de démontrer le même fait pour les ostéomyélites tuberculeuses [1].

Dans certains cas de fièvre de croissance il ne s'agit peut-être que d'une poussée de vitalité des cartilages dia-épiphysaires sous des influences que nous ne connaissons pas encore très bien. Aussi M. Marfan fait remarquer avec beaucoup de raison que la transformation de la fièvre de croissance en ostéomyélite s'effectue dès qu'intervient le staphylocoque pyogène doré [2].

Quoi qu'il en soit, comme dans toutes les maladies infectieuses, il faut invoquer un état spécial de l'organisme, une sorte de dépression, déterminée par un traumatisme, un surmenage, comme une cause prédisposante à l'infection, c'est-à-dire au développement du microbe infectant qui jusque-là pouvait être resté latent. Chassaignac, Gosselin, Lannelongue, n'avaient pas été sans remarquer ce fait du surmenage. M. Lannelongue rapporte même un cas bien

1. Thèse citée.
2. MARFAN. *Études sur le surmenage.* Journal des connaissances médicales, 1891.

curieux d'un enfant venu à pied du Piémont à Paris. M. Marfan cite un fait analogue concernant un enfant qui avait fait également à pied le trajet de Nantes à Toulouse.

Assurément, pendant la croissance et l'accroissement des os, la congestion physiologique plus ou moins intense au niveau des portions juxta-épiphysaires de l'os joue un grand rôle. Ces troubles vasculaires qui caractérisent la fièvre de croissance, que M. Bouilly a si bien étudiée tout spécialement, doivent donc être envisagés comme le premier degré de l'ostéite infectieuse.

La congestion active, la suractivité cellulaire qui se passent au niveau du cartilage de conjugaison, préparent le terrain. Reste à savoir si ces conditions suffiront à entretenir la vitalité des microbes qui viendront s'y localiser : alors, ou bien une résolution rapide surviendra, s'il ne s'ajoute rien d'infectieux à la congestion, ou bien la suppuration s'établira si des conditions suffisantes ont été offertes aux éléments pathogènes, qui sans cesse circulent dans le torrent circulatoire. Tout dépendra de la résistance de l'organisme et du caractère plus ou moins infectieux de l'agent pathogène. Dans tous les cas, tandis que le bacille tuberculeux aime les régions ni trop, ni peu vasculaires, le staphylocoque et le streptocoque aiment les régions vasculaires riches en oxygène, aussi le cartilage dia-épiphysaire est-il un bon milieu pour leur développement.

Dans l'étiologie, le rhumatisme a peu d'importance, bien que l'ancienne École de Strasbourg représentée par Schutzemberger, J. Bœckel et leurs élèves et Giraldès à Paris aient cherché à le démontrer et aient appelé l'affection : périostite rhumatismale.

L'exposition au froid est plus importante ; l'exemple rapporté par M. Lannelongue est remarquable. Une jeune fille de 12 ans, à la suite d'une chute sur le poignet, met sous le jet d'eau froide d'une pompe toute la région de l'avant-bras; une ostéomyélite à marche suraiguë se développe et l'enfant meurt au bout de trois jours. L'action combinée de la fatigue et du froid est importante. Le surmenage, les chocs, les chutes, les tiraillements forcés, les contractions musculaires trop répétées influent également. Le muscle, en effet, par ses tendons, pénètre jusque dans l'os et l'irrite ainsi profondément (Lannelongue). Ce fait doit jouer un rôle dans le développement des ostéomyélites apophysaires.

Et cependant le même traumatisme, suivant les sujets, pourra déterminer une simple ostéite congestive, une périostite albumineuse, ou une ostéite circonscrite, ou une ostéomyélite infectieuse, ou une tuberculose osseuse; tout dépend des conditions subjectives dans lesquelles agit ce traumatisme.

Dans l'étiologie le traumatisme et chez les enfants l'entore juxta-épiphysaire surtout, a donc une certaine importance.

Toute plaie, quel qu'en soit le siège, est également une porte d'entrée. Woode en effet a vu se développer une ostéite infectieuse de la rotule après une piqûre septique d'un doigt. Lannelongue a signalé l'ostéomyélite de l'extrémité supérieure du fémur chez un enfant trachéotomisé pour diphtérie.

D'autre part, étant donné ce fait que le bacille tuberculeux existe à l'état normal dans la plupart des organes (Pizzini) où il est entré, grâce aux maladies antérieures, qui ont déterminé des portes d'entrée, il y a lieu de se demander s'il n'en est pas de même pour des microbes pyogènes normaux. Ceux-ci séjournent peut-être nor-

malement dans nos tissus et humeurs, et sous l'influence
d'un traumatisme, d'un refroidissement, qui influe sur
l'évolution des microbes, ils déterminent des accidents
inflammatoires.

L'âge du sujet est, d'après ce qui précède, une cause
prédisposante des plus importantes. C'est, en effet, pendant les périodes où se fait surtout l'accroissement des
os en longueur, c'est-à-dire pendant la seconde enfance
et l'adolescence que se montre de préférence l'ostéomyélite de croissance. Mais la première enfance elle-
même n'est pas à l'abri de cette maladie, bien qu'elle
y soit beaucoup plus rare. Rosenbach, cité par Bricon,
aurait signalé un cas d'ostéomyélite intra-utérine. Chassaignac a publié une observation d'abcès sous-périostique
aigu chez un bébé de 9 jours. Sézary, Lannelongue ont
rapporté des observations analogues. Voici d'ailleurs la
statistique du savant chirurgien de l'hôpital Trousseau :

Avant l'âge de 5 ans.	9 cas.
De 5 à 10 ans	17 —
De 10 à 15 ans	41 —
De 15 à 20 ans.	30 —
1 cas à 21 ans, 1 à 22 ans	2 —
1 âge indéterminé	1 —
	100 cas.

D'après sa statistique Haaga trouve que c'est entre 15
et 17 ans que l'on observe le plus grand nombre de cas
d'ostéomyélite ; après 25 ans c'est une véritable rareté.
Récemment Colmann a réuni 24 cas d'ostéomyélite survenant à l'âge adulte. Garré, également, pense qu'aucun âge
n'est à l'abri d'une poussée primitive d'ostéomyélite. Si
chez l'adulte les complications articulaires sont fréquentes,

cela tient à la disposition de l'obstacle naturel créé par le cartilage de conjugaison à l'égard de l'extension du processus, ainsi que Gangolphe le fait remarquer. De là le caractère très grave des faits de ce genre rapportés par Kraske, Albert, P. Berger, etc. Il y aurait lieu de se demander cependant si tous ces cas d'ostéomyélite, chez ces malades adultes, n'ont pas été précédés de poussée aiguë pendant leur enfance.

Il est à noter qu'il y a une prédominance très marquée de la maladie dans le sexe masculin. Sur ces 100 cas de M. Lannelongue, il y avait 70 garçons. Déjà Chassaignac avait signalé ce fait. Haaga a noté les mêmes proportions (22 pour 100).

Notons en passant que les nombreux cas de coxalgie décrits chez les nouveau-nés ne sont peut-être au fond que des ostéomyélites : c'est ce qui paraît ressortir de la lecture de quelques-unes des observations rapportées par Padieu, Morel-Lavallée, etc.

D'autre part, notons que l'ostéomyélite est plus fréquente à certains moments de l'année, au printemps et à l'automne ; pour Pertik les saisons froides prédisposent à l'infection osseuse. Pour Haaga aucune saison ne prédispose à la maladie ; de plus, d'après Lucke, celle-ci est rare dans certaines contrées, à Zurich, Berlin ; elle est au contraire très fréquente à Berne, Strasbourg, etc. Dans le cours qu'il fit cette année (1593) à l'École de médecine, M. Lannelongue posa la question de la contagion de l'ostéomyélite. Il est possible qu'à certains moments de l'année il y ait des conditions favorables au développement du staphylocoque pyogène doré et l'ostéomyélite infectieuse de croissance serait donc microbienne, parfois épidémique et contagieuse.

Pour Gangolphe l'ostéomyélite serait plus fréquente à la campagne qu'à la ville ; le fait est douteux pour Haaga.

Etudiée au point de vue du siège, l'ostéomyélite est plus fréquente sur les os longs, au membre inférieur surtout. Dans sa statistique de 100 observations, M. Lannelongue note 80 fois l'envahissement des os longs du membre inférieur, contre 15 fois le membre supérieur. Au membre supérieur, c'est l'humérus qui est le plus souvent lésé ; au membre inférieur, c'est le fémur et le tibia. C'est ce que démontre la statistique de M. Lannelongue que voici :

Membre supérieur.		*Membre inférieur.*	
Humérus	5 cas	Fémur. . . .	34 cas
Radius	2 —	Tibia	23 —
		Péroné. . . .	3 —
	7 cas.		60 cas.

L'affection a des épiphyses de préférence. A l'humérus c'est l'épiphyse supérieure ; au radius et au cubitus, ce sont les épiphyses inférieures. Au fémur, c'est l'épiphyse inférieure, au tibia, c'est l'extrémité supérieure. Ce sont en somme les épiphyses les plus fertiles (Ollier).

Le plus souvent, il n'y a qu'un seul foyer d'inflammation sur un même os, mais quelquefois les deux extrémités épiphysaires sont prises simultanément, c'est l'ostéite bipolaire de M. Ollier qui l'a notée souvent au tibia. Quelquefois plusieurs os à distance sont frappés simultanément.

D'après la statistique de Haaga (403 observations) le côté droit est aussi souvent que le côté gauche le siège de l'affection, cependant le fémur gauche et le tibia droit seraient atteints dans une proportion supérieure aux autres os longs; l'humérus à son extrémité supérieure est également un siège de prédilection. Haaga, cité par Gangolphe, n'insiste pas sur l'ostéite bipolaire. Celle-ci dans certains cas peut être non pas l'indice d'une propagation successive d'une ostéite d'une extrémité à l'autre pôle de la diaphyse, mais l'expression d'une infection simultanée et indépendante des deux régions juxta-épiphysaires (Gangolphe).

Dans sa statistique Haaga signale 64 fois une localisation sur 2 os, 12 fois une localisation à 3 os, 4 fois une localisation à 4 os, 2 fois une localisation à 5 os. D'après cette importante statistique, l'ostéomyélite est pluri-osseuse dans 1/5 des cas; les grands os longs sont atteints dans les 3/5 des cas; les os plats ou courts dans la proportion de 15 0/0 des cas et, par ordre de fréquence, ce sont la clavicule, l'omoplate, l'os iliaque, le calcanéum.

Notons enfin ce fait que les os courts sans épiphyses peuvent être le siège de l'ostéomyélite de croissance, tels que la rotule; de même les os plats ou courts épiphysaires, tels que l'os iliaque, os du crâne, calcanéum, vertèbres etc.

CHAPITRE II

Physiologie osseuse normale (Duhamel, Troja), etc. — Greffes
osseuses vivantes (Ollier, Mac Ewen); greffe d'os morts
(Kummel, Senn, Le Dentu, Buscarlet); greffe de fragments
de gaze aseptique (Duplay, Cazin), etc. — Classification des
ostéites, d'après M. Condamin. — Importance de la distinction des ostéites en : ostéites aseptiques et ostéites septiques
(Cornil). — Descriptions de ces deux formes bien distinctes.
— Séquestres aseptiques. — Résorption des séquestres. —
De l'ostéomyélite à staphylocoques et de l'ostéomyélite à
streptocoques, etc. — Caractères différentiels. — Séquestres
invaginés. — Infection osseuse prolongée. — Infection
osseuse sans plaie. — Suppuration des fractures fermées.—
Infection osseuse latente, prolongée, atténuée. — Spécificité
des lésions microbiennes. — Nécrose sans suppuration.

Cette physiologie pathologique du tissu osseux, unie
étroitement à l'anatomie pathologique, mais pouvant néanmoins en être facilement distincte, fut surtout l'œuvre
de physiologistes et de chirurgiens français. Par ordre
chronologique il faut citer les travaux de Duhamel (1742),
Troja (1775), Hunter (1843), Heine (1857), Flourens
(1847), Robin (1864), Ollier (1868), Maas (1872), Busch
(1877), Vincent (1884), Ranvier, Cornil, Lannelongue,
Vignal, Kiener, Poulet. Puis, Ollier, Mac-Ewen, Bruns,

étudièrent les greffes osseuses médullaires; Kummel,
Senn, Le Dentu, Buscarlet, étudièrent la greffe d'os
morts, MM. Duplay, Cazin la greffe de gaze iodoformée et
Dreemann le plombage des os pour combler les cavités
osseuses consécutives à l'évidement médullaire.

Actuellement par ostéite il faut entendre l'inflammation
microbienne ou amicrobienne du tissu osseux. Or ces ostéites sont dues à des causes très nombreuses et très dis-
parates. Néanmoins on peut les classer suivant 4 types
différents qui d'après Condamin[1] sont les suivants :

1re *Classe* . Ostéites par dystrophies élémentaires primitives.

(a) Ostéites par intoxication phosphorée, mercurielle,
arsenicale et chromique.

(b) Ostéites traumatiques.

(c) Ostéites des tourneurs de nacre.

2e *Classe* : Ostéites par réaction nerveuse. Ostéo-arthrite
névropathique.

3e *Classe* : Ostéites diathésiques par troubles préalables
de la nutrition.

(a) Ostéites rhumatismales et goutteuses.

(b) Ostéo-périostites albumineuses.

(c) Ostéite déformante de Paget.

(d) Ostéite scorbutique.

4° *Classe* : Ostéites par infection.

(a) Ostéomyélites aiguës et chroniques.

(b) Ostéopériostites à staphylocoques, streptocoques et
pneumocoques.

1. CONDAMIN. *Pathogénie des ostéites*. Paris, 1892.

(c) Ostéopériostites secondaires.
(d) Ostéopériostites tuberculeuses.
(e) Ostéites syphilitiques.
(f) Ostéites actinomycosiques.
(g) Ostéo-arthrites blennorrhagiques.

Jusque dans ces dernières années la plupart des auteurs que nous venons de citer admettaient au point de vue de la physiologie pathologique du tissu osseux les résultats résumés de la façon suivante par Kiener et Poulet :

L'irritation du périoste a pour résultat de surexciter ses propriétés ostéogéniques et de produire de nouvelles couches osseuses sans action sur l'os ancien. Ces productions périostiques passent par quatre états : période embryonnaire, période cartilagineuse, période osseuse, période de régression.

L'irritation du tissu osseux lui-même détermine tout d'abord une raréfaction qui fait place plus tard à un processus inverse, la condensation. De plus, cette irritation retentit : 1° sur le périoste, qui produit, comme dans le premier cas, du cartilage et une nouvelle couche osseuse formée à ses dépens ; 2° sur la moelle, qui s'ossifie directement à sa manière ou en revenant à l'état cartilagineux (Kiener et Poulet).

L'irritation directe de la moelle détermine : 1° l'ossification de la moelle ; 2° la raréfaction du tissu osseux de la diaphyse ; 3° une excitation énergique des propriétés ostéogéniques du périoste (Kiener et Poulet).

Ces notions sont toujours vraies, mais actuellement elles doivent être présentées d'une façon toute différente. En effet l'inflammation en général, considérée dans n'importe quel tissu ou organe, se présente sous deux formes :

1° inflammation aseptique; 2° inflammation septique. La première a pour cause un traumatisme, une irritation physique ou chimique sans intervention de microbes pathogènes ou de leurs toxines. La deuxième est produite par l'introduction dans les tissus de ces organismes et de leurs produits toxiques (Cornil).

Cette distinction de l'inflammation osseuse en aseptique et septique est importante, car elle élimine les expériences de nécrose expérimentale faite sans cette distinction, les expériences de Busch, par exemple.

Dans l'inflammation aseptique, d'une manière générale on note une réparation, une régénération, une formation nouvelle de cellules et de substance fondamentale qui s'effectue de la même façon et avec les mêmes caractères que le développement normal de ces tissus. C'est, en somme, un processus régénérateur ou curatif (Cornil).

Les inflammations septiques présentent des caractères très variés suivant la nature des nombreux microbes et des toxines qui les déterminent[1]. Dans les os il faut distinguer l'action des staphylocoques, des streptocoques, du bacille typhique, du bacille de la tuberculose, de la morve, l'action de l'actinomycose et de l'infection syphilitique, etc. Les lésions de l'inflammation septique diffèrent de celles de l'inflammation aseptique par une gravité plus grande, par une mortification plus étendue des cellules, par une diapédèse beaucoup plus considérable de globules blancs qui aboutissent fréquemment à

---

1. La plupart des agents pathogènes infectieux ou parasitaires peuvent se localiser sur le tissu osseux. Par ordre de fréquence décroissante signalons : le bacille de la tuberculose, le staphy. aureus, albus, citreus, cereus, les streptocoques, les pneumocoques, le bacille d'Eberth, celui de la lèpre, les amibes, l'actinomyces, les hydatides.

la formation de pus et se collectent le plus souvent sous forme d'abcès (Cornil). De plus dans les os, outre cette multiplication de leucocytes qui se mortifient, qui succombent dans leurs luttes contre les microbes et qui, par suite, doivent être éliminés, on voit des portions de tissu osseux se détruire, soit par une mortification caséeuse précédée d'ostéite et par fragments (carie), soit en masse (nécrose), comme on l'observe dans l'ostéomyélite causée par les microbes du pus et par ceux de la tuberculose.

Au point de vue histologique on note les phénomènes suivants dans l'ostéite aseptique. Dès le deuxième ou le troisième jour après une fracture simple sans lésions de téguments, on constate une irritation, une néoformation cellulaire, une accumulation de globules blancs dans la moelle et sous le périoste. En un mot il y a en même temps une médullite et une périostite, lésions qui ne peuvent être séparées dans la description de l'ostéite (Cornil).

Les médullocelles et les myéloplaxes sont en voie de multiplication très évidente et présentent des figures de karyokinèse. Le périoste est infiltré de petites cellules surtout au niveau des vaisseaux qui le traversent. Sous le périoste, dans l'espace qui le sépare de l'os, on observe la formation d'un tissu chondroïde. Au niveau des extrémités fracturées de l'os, on voit que dans les canaux de Havers les vaisseaux sanguins sont agrandis. Cette augmentation de leurs dimensions est due à la formation de lacunes et à la résorption partielle de lamelles osseuses par les éléments de la moelle enflammée et en particulier par les grandes cellules appelées ostéophages par Kolliker.

Autour des vaisseaux de Havers, il se fait une prolifé-

ration, une formation nouvelle de tissu médullaire
embryonaire. Bientôt, au bout de huit à dix jours, cette
activité formative des cellules s'épuise et se tourne vers
la réparation ; les cellules de la moelle des canaux de
Havers et de la couche sous-périostique s'appliquent
contre les lamelles osseuses préexistantes prenant la
forme bien connue des ostéoblastes ; ces derniers s'entourent de couches osseuses nouvelles ; des ostéophytes
apparaissent sous le périoste ; partout l'inflammation
éteinte est remplacée par une ossification nouvelle. C'est
ainsi que l'ostéite simple aseptique se termine en peu
de jours par une véritable ossification sous-périostique
et médullaire suivant le processus de l'ossification normale (Cornil et Toupet).

Le processus histologique n'est plus le même dans le
cas d'ostéite septique qui reconnaît pour cause des
microbes pathogènes introduits à la faveur des plaies
pénétrantes ou amenés par le sang dans la moelle osseuse
ou sous-périostique, où ils déterminent une inflammation
intense. L'irritation ne s'y manifeste plus alors que très
rarement par une multiplication cellulaire, par karyokinèse. Il se produit, au contraire, une réaction très
vive des tissus et d'emblée il se fait une exsudation de
lymphe sanguine avec une accumulation de globules
blancs chargés de combattre les micro-organismes. On
sait que, d'une manière générale, dès qu'un point de
l'économie est envahi par une colonie de microbes pathogènes, autour de ce foyer les cellules lymphatiques sor-
ties des vaisseaux s'accumulent entourant les microbes,
les englobant dans leur intérieur, cherchant à les
détruire, à empêcher leur développement, à leur barrer
le chemin et à les emprisonner au milieu d'eux.

Puis ces éléments, ayant ou non absorbé les parasites, dégénèrent et alors le processus inflammatoire évolue de deux façons différentes : la suppuration ou la résorption. Dans le premier cas, il y a là un amas de cellules rondes, baignant dans un liquide abondant et incapables de vivre : ces éléments cellulaires sont des cellules lymphatiques chargées ou non de microbes ou ayant subi une dégénération granulo-graisseuse. En un mot, c'est une collection purulente qui doit être éliminée au dehors. Dans le second cas, les microbes, n'étant ni très nombreux ni très nocifs, les globules blancs sont arrivés à les faire disparaître et, après avoir accompli leur rôle de phagocytes, ils subissent une transformation graisseuse et sont résorbés. L'ostéite guérit ainsi par les seules forces de la nature.

L'ostéomyélite peut donc ne pas aboutir à la suppuration, soit que le malade meure par infection générale avant que la suppuration apparaisse, soit que l'infection étant atténuée il se produise une simple hyperostose sans suppuration (A. Broca, Walther, Even).

Il faut, d'autre part, tenir le plus grand compte des produits sécrétés par les microbes dans l'interprétation des phénomènes généraux observés dans l'ostéite septique. Nous verrons en effet que certaines formes d'ostéomyélites tuent par l'intensité des phénomènes généraux. Même avant l'apparition de la suppuration on constate aussi des embolies microbiennes et une généralisation de la pyémie dans certaines ostéites accompagnées par exemple d'abcès miliaire des reins.

Aseptique ou septique l'ostéite guérit de la même manière : par formation d'os nouveau qui ne sera possible dans l'ostéite septique que lorsque les produits nécrosés seront éliminés avec ou sans intervention chirurgicale. A ce moment l'ostéite septique est devenue aseptique et sa guérison se fait par le même processus d'ossification aux dépens de la moelle sous le périoste et autour du séquestre.

Les ostéites septiques ont été étudiées par l'expérimentation : il suffit d'inoculer des microbes pathogènes sous la peau ou dans les veines et de faire ensuite un traumatisme osseux plus ou moins violent Ainsi, en faisant une injection intraveineuse des microbes de la suppuration, on constate déjà au bout de 24 ou 48 heures au point traumatisé un amas de pus et de microbes. On a pu même provoquer des ostéomyélites sans fracture préalable. Ainsi M. Rodet (de Lyon) fait à un jeune lapin une injection de staphylocoques : les épiphyses qui sont encore à leur période active de développement sont envahies par l'agent pathogène et il a pu voir se développer une ostéomyélite purulente, sans avoir au préalable fait de traumatisme osseux.

En résumé, l'ostéite simple, c'est-à-dire aseptique, ne présente que des phénomènes de régénération, tandis que l'ostéite septique débute par une infection, subit des lésions profondes et ne peut guérir qu'après l'élimination des microbes et des tissus mortifiés, c'est-à-dire à un moment où elle est devenue aseptique (Cornil).

Il peut même arriver que ces ostéites microbiennes se réveillent à un moment donné et se manifestent à nouveau par des accidents graves. Il est probable alors que des microbes peu nombreux, restés jusque-là inoffensifs, se multiplient, augmentent de virulence et déterminent des accidents tardifs. C'est ce que M. Verneuil a appelé le microbisme latent.

Dans l'ostéite septique on note à la périphérie, là où le périoste est faiblement lésé, la formation du tissu cartilagineux qui va fournir de l'os suivant le même mode que dans l'ostéite aseptique, tandis qu'au foyer de dénudation la réparation se fait par le mécanisme de l'ostéite septique.

Ajoutons que l'ostéite aseptique est raréfiante au début et condensante à sa terminaison. Au début, en effet, certains éléments de la moelle dans le canal central, dans les canaux de Havers et sous le périoste attaquent les lamelles osseuses, les absorbent graduellement, creusent à travers les lamelles des pertes de substance, des cavités d'abord petites, puis augmentant progressivement et s'unissant les unes aux autres.

Ces cavités sont appelées lacunes d'Howsip et les éléments qui les produisent sont des cellules de la moelle, le plus souvent à plusieurs noyaux qui ont été appelés ostéophages par Kölliker. Pour Billroth, cette résorption, c'est-à-dire cette dilatation et cette communication large entre les lacunes d'Howsip est due à la présence d'acide lactique ou de phosphate de chaux. Mais Kölliker en a démontré le véritable mécanisme en mettant dans un os une cheville d'ivoire; celle-ci à un moment donné présentait des lacunes d'Howsip contenant des ostéophages.

MM. Lannelongue et Vignal ont également étudié la résorption des séquestres. Ils ont introduit dans le tibia d'un lapin un séquestre artificiel formé par un fragment d'os humain macéré, le tout fait aseptiquement. Deux mois après son introduction, le séquestre artificiel était presque entièrement résorbé par les bourgeons charnus qui avaient non seulement rongé sa surface, mais étaient pénétrés dans les canaux de Havers qu'ils avaient dilatés. En même temps un os de nouvelle formation s'était déposé en certains points sur l'os mort et était de contact intime avec lui. MM. Lannelongue et Vignal conclurent de leurs expériences, que les séquestres environnés de bourgeons charnus peuvent se résorber.

Ce travail de résorption encore appelé *nécrose sans séquestre* ou *résorption interstitielle*, est donc le résultat de l'activité cellulaire. Cette raréfaction, en quelque point qu'elle se fasse, aboutit ensuite, après que l'inflammation a diminué ou s'est éteinte, à une condensation de l'os. A la surface des canaux de Havers distendus et anfractueux, il se dépose une couche d'ostéoblastes en forme de cellules épithéliales qui se transforment en lamelles osseuses nouvelles concentriques. La cavité circonscrite par ces lamelles devient de plus en plus petite, les cellules embryonnaires disparaissent, les vaisseaux eux-mêmes peuvent disparaître et on peut voir l'oblitération complète de la cavité médullaire remplacée par de nouvelles couches osseuses. Aussi en certains points, l'oblitération des vaisseaux a-t-elle pour résultat la formation d'une mortification de l'os ou nécrose.

Les microbiologistes avaient remarqué dans leurs expériences avec le streptocoque de l'érysipèle que chez les animaux qui mouraient, il existait des lésions du squelette, foyers osseux médullaires et arthrites purulentes. Ces arthrites qui siègent de préférence au genou se caractérisent par une forte distension de la synoviale et un épanchement abondant, quelquefois même par des fusées purulentes péri-articulaires. Quelquefois l'inflammation est légère et la synoviale à peine injectée avec léger épanchement muqueux. Cette prédominance des arthrites appartient en propre au streptocoque suivant MM. Lannelongue et Achard, tandis que ces localisations articulaires sont rares dans l'infection expérimentale par les staphylocoques.

Les lésions osseuses proprement dites affectent avec les streptocoques la même forme et le même siège que celles produites par les staphylocoques. C'est surtout comme pour ces derniers, à l'extrémité inférieure de la diaphyse des os longs comme le fémur et le tibia qu'on les observe. Il se produit des amas de streptocoques dans la moelle osseuse, dans les canaux de Havers et dans les capillaires au voisinage du cartilage d'ossification, d'où envahissement de travées directrices de l'ossification par les colonies. Ce siège d'élection est probablement dû pour les streptocoques comme pour les staphylocoques, au ralentissement de la circulation au niveau de la ligne d'ossification.

L'arthrite à streptocoque, lorsqu'elle succède à une lésion osseuse de l'épiphyse est causée soit par un foyer osseux ouvert, entre le cartilage épiphysaire et la réflexion de la synoviale, soit par une extension d'un foyer épiphysaire qui perfore le cartilage et pénètre directement dans la cavité de l'articulation. Dans ces arthrites microbiennes expérimentales, MM. Lannelongue et Achard n'ont pas trouvé de lésions bien manifestes de cartilages articulaires.

Les lésions des organes tels que le rein, le foie, le poumon, etc., les abcès pyémiques sont exceptionnels dans l'intoxication par le streptocoque ; tandis qu'ils sont la règle avec les staphylocoques. *On peut donc dire, d'une façon générale, que les lésions osseuses et la pyémie expérimentale produite par les premiers est moins grave, moins constamment mortelle qu'avec les seconds et qu'il est nécessaire d'employer, pour déterminer des accidents, une dose plus considérable de bouillon de culture* (Lannelongue et Achard).

Quand l'os est enflammé, il s'accumule des globules de pus entre le périoste et l'os dans les canaux de Havers et l'os infecté réagira par destruction (nécrose) ou par hyperplasie (hyperostose) ou par ces deux processus simultanément. En effet à un moment donné, les vaisseaux seront comme étouffés par les globules blancs épanchés dans les cavités inextensibles de l'os. Il y aura arrêt du sang dans ces vaisseaux et alors une véritable mort du tissu osseux insuffisamment nourri, d'où nécrose de l'os. Tandis que dans le tissu conjonctif, les parois d'un abcès peuvent revenir sur elles-mêmes, dans le tissu osseux au contraire, les parois sont inextensibles, ne se rétractent pas; de plus il se produit de l'ostéite condensante qui aboutit à la formation d'os nouveau, de séquestres et des phenomènes de la nécrose.

Voilà donc le premier mode de nécrose, déterminée, comme nous venons de le voir, par la compression des vaisseaux par le pus renfermé dans les canaux de Havers.

Dans un autre processus la nécrose se produit par le fait de l'ostéite condensante. A un moment donné, lorsque l'inflammation s'est calmée, des ostéoblastes tapissent les cellules osseuses qui constituent les parois de la cavité de l'abcès; une première couche de lamelles osseuses se forme, puis une seconde, puis une série, jusqu'à ce que les canaux de Havers soient rétrécis par cette néoformation d'os. Il en résulte une éburnation à la place d'une ostéite raréfiante. Sur une coupe de l'os malade il est très facile de reconnaître des lamelles osseuses nouvelles, car elles présentent toujours une direction différente de celle bien connue des lamelles anciennes.

A la place d'une cavité primitivement remplie de petite cellules, nous trouverons alors une masse dure, compacte. Mais cet os nouveau est mal nourri ou même ne l'est bientôt plus du tout, car l'ostéite condensante a d'abord rétréci le calibre des vaisseaux et les a ensuite étouffés. Cette masse va donc se mortifier; tout autour d'elle il se formera de l'ostéite raréfiante et des bourgeons charnus poussés des cavités médullaires de l'os conservé vivant; ces bourgeons charnus isolent ainsi au milieu d'eux la partie de l'os privée de vie. Les séquestres sont tous durs; leur surface est limitée par des sinuosités correspondant aux bourgeons charnus. L'os est devenu blanc et dur comme de l'ivoire. Ollier distingue : 1° le séquestre primitif qui est le résultat d'une mort rapide d'un os sain privé de ses vaisseaux et le séquestre à la structure, la consistance, la dureté de l'os sain; 2° le séquestre secondaire qui résulte de la mortification, d'un os déjà malade et qui est raréfié ou éburné.

La nécrose ostéomyélique ne ressemble pas à la nécrose tuberculeuse. Celle-ci, dit Konig, n'est pas à la vérité une nécrose complète au même titre que la nécrose aiguë, car presque toujours elle conserve certaines attaches quoique faibles avec l'os. Il y a des bourgeons qui unissent le séquestre à sa loge et dans le séquestre tuberculeux on trouve, dans un certain nombre de canicules de Havers, des vaisseaux sanguins qui entretiennent la nutrition. Le séquestre tuberculeux jouit donc d'une vitalité relative et il est facilement toléré.

Les séquestres de l'ostéomyélite sont des séquestres morts qui doivent fatalement être éliminés car c'est un corps étranger septique; le séquestre tuberculeux, qui est envahi par les microbes pyogènes nouveaux, perd sa

vitalité et forme alors un séquestre septique voué à l'élimination par le fait de cette infection mixte (Goullioud).

Cette hybridité d'infection dans les maladies osseuses
est importante. Ainsi M. Gangolphe pense que les troubles
circulatoires ne jouent qu'un rôle infime dans la production de la nécrose. On peut supprimer tous les vaisseaux du périoste et de moelle en même temps et aseptiquement sans produire de nécrose. Il n'y a de nécrose
que s'il y a infection. Dans la syphilis, par exemple, il
n'y a de nécrose que s'il y a une infection pyogène surajoutée à l'infection syphilitique. M. Thibierge a également
publié un cas d'ostéomyélite chez un nouveau-né syphilitique; ici cette ostéite syphilitique avait suppuré parce qu'il
y avait une infection secondaire par le staphylocoque doré.

Les phénomènes qui vont suivre la formation du
séquestre seront variables suivant le siège qu'il affecte
et suivant l'intensité de l'inflammation. S'il siège à la
surface de l'os, il pourra soit être éliminé spontanément
à l'extérieur avec le pus, soit être facilement détaché
par une incision des parties périphériques « L'os vivant
se retire de l'os mort » (Kiener et Poulet). C'est la nécrose superficielle ou exfoliante.

Lorsqu'au contraire une grande portion de l'os et
même quelquefois une diaphyse entière d'un os est transformée en un séquestre et que l'inflammation est
apaisée, on voit se former un tissu osseux nouveau sous
le périoste par le processus de l'ossification sous-périostique. Les couches osseuses nouvelles s'épaississent peu
à peu, de sorte que l'os nécrosé est entouré par une
sorte de virole d'os nouveau; le séquestre est alors
« invaginé ».

Le séquestre n'est jamais en contact direct avec l'os

qui l'enveloppe, mais il en est séparé par une couche de bourgeons charnus et du pus qui s'écoule au dehors par une ou plusieurs fistules creusées dans l'os nouveau.

On comprend facilement que le chirurgien doit alors intervenir pour enlever la partie mortifiée de l'os ancien, qui entretient autour d'elle une suppuration interminable. Cela fait, la guérison pourra survenir par l'ossification complète et la médullisation de l'os nouveau qui entourait d'abord le séquestre comme un manchon. Mais l'os sera irrégulier, bosselé, granuleux à sa surface, d'un diamètre beaucoup plus considérable qu'à l'état normal, présentant des dépressions ou des trous à sa surface, répondant aux « cheminées » qui portaient primitivement le pus au dehors.

L'évolution d'une pareille ostéomyélite avec ses conséquences, la nécrose, les séquestres, leur invagination, les périostoses, est extrêmement longue, sans compter tous les dangers auxquels elle expose, sans compter les récidives aiguës qui peuvent se produire, des foyers microbiens persistants soit dans la suppuration, soit dans les parties qui, à un moment donné, semblent guéries et n'en contiennent pas moins des colonies de microbes. Dans ces derniers cas, suivant la théorie du microbisme latent, on voit sous l'influence de causes occasionnelles, telles que fatigue, traumatisme, marche forcée, une dépression quelconque de l'économie, les microbes latents et peu nombreux trouver autour d'eux un terrain favorable à leur développement, et il se produit un réveil de la maladie.

Ce processus infectieux peut-il être limité à la couche médullaire sous-périostée et former des périostites externes aiguës dont quelques exemples ont été rapportés à la Société de Chirurgie par MM. Le Fort et Berger? Le fait est possible, mais bien rare, d'après les recherches et les idées du professeur Lannelongue.

Étudions maintenant le mode d'action des agents infectieux. C'est le sang, avons-nous dit, qui apporte dans le tissu médullaire le microbe. Les vaisseaux médullaires, sous l'influence du froid ou du traumatisme, ont subi une ectasie d'abord, d'où ralentissement du cours du sang à ce niveau. Il s'établit de véritables embolies microbiennes formant autant de petites colonies, oblitérant ainsi tout un territoire vasculaire et portant atteinte à la vitalité des éléments de l'os qui en reçoit le sang (Condamin). Ces embolies microbiennes doivent déterminer des hémorrhagies médullaires par analogie avec ce qu'a obtenu Mollière (de Lyon), qui, ayant injecté de la poudre de charbon dans une fémorale de lapin, trouva dans la moelle osseuse du fémur de nombreuses hémorrhagies. (Soc. Med. 1870, p. 256.) Le rôle de l'artère nourricière est important dans l'infection osseuse, car c'est elle qui apporte l'agent infectieux ; Muller d'ailleurs, en injectant des produits tuberculeux dans l'artère nourricière du tibia, a déterminé dans cet os des foyers de tuberculose. Un produit aseptique, du mercure, par exemple, injecté dans cette artère, détermine un gonflement total de l'os portant sur la moelle, le tissu osseux proprement dit et le périoste surtout (Busch).

Pour en finir avec le rôle de l'artère nourricière de l'os, disons qu'elle n'est pas terminale, et Koch pense que les embolies de cette artère ne déterminent la nécrose que lorsqu'elles sont septiques ou lorsque tous les capillaires sont oblitérés ; dans ce dernier cas la nécrose est étendue.

Les microbes s'emparent des matières oxygénées ou albuminoïdes destinées aux cellules. Ils sécrètent probablement une matière toxique qui achève de tuer les éléments cellulaires qui auraient pu résister.

Tous ces éléments mortifiés vont contribuer à la formation du pus. La moelle osseuse dans laquelle baigne pour ainsi dire tout le tissu osseux va servir de voie de transport au microbes, ceux-ci sont également transportés par les vaisseaux sanguins voisins et le tissu médullaire sous-périostique; tout le tissu médullaire d'un os à ses deux extrémités (ostéomyélite bipolaire) et parfois tout l'organisme sont envahis. C'est là le processus de l'infection purulente observée parfois dans le cours de l'ostéomyélite.

Dans tous les cas, la présence de ces microbes dans le tissu médullaire explique que celui-ci, si propre à l'absorption, absorbe les microbes et leurs produits. C'est ce qui explique la généralisation de l'infection et la gravité des phénomènes généraux. Deux voies d'absorption existent ici : ce sont le système lymphatique et le système sanguin.

Dans l'ostéomyélite à staphylocoque, le rôle du système lymphatique est assez restreint (Lannelongue). Il n'en est pas de même dans l'ostéomyélite à streptocoques.

Mais le processus infectieux peut avoir une marche subaiguë. L'irritation périostique donne lieu à la production de nouvelles couches osseuses, pouvant dans certains cas opposer une barrière à l'envahissement microbien.

Quoi qu'il en soit, cet envahissement de l'os par les microbes détermine des oblitérations vasculaires, des troubles pour ainsi dire trophiques de l'os, d'où la formation de séquestres. Quelquefois le processus suppuratif est si aigu qu'il se forme des séquestres immenses présentant à peu près la structure du tissu osseux normal.

Le processus infectieux peut être subaigu et chronique. Nous verrons, à propos de l'ostéomyélite chronique, combien dans ce cas il y a de ressemblance avec l'ostéomyélite tuberculeuse. D'ailleurs, dans une observation d'ostéomyélite à marche foudroyante, on a rencontré le bacille de la tuberculose associé aux microbes de l'ostéomyélite[1].

Dans le cas de récidive rien ne s'oppose, comme le pense le professeur Cornil, à ce qu'on admette aussi la possibilité d'une nouvelle infection microbienne, en un point de l'organisme anciennement malade et représentant toujours un locus minoris résistentiæ.

C'est un fait à rapprocher du cas suivant que nous avons observé. Un homme se fracture l'humérus à l'âge de 7 ans; 55 ans plus tard au niveau du point fracturé il se produit un petit abcès et une esquille osseuse est éliminée, puis tout rentre dans l'ordre.

Peut-être dira-t-on qu'il s'agit là d'un abcès osseux sans microbe, comme M. Quénu en a rapporté une observation. Celle-ci vaut la peine d'être rapportée : il s'agit d'une jeune fille de 12 ans qui précédemment avait eu un abcès ostéomyélique du fémur. Cet abcès se reproduisit longtemps après, il fut ouvert et le pus examiné avec soin ne contenait aucun microbe pyogène.

Faisons remarquer enfin que les cas de fractures fermées qui suppurent de bonne heure ou tardivement ne sont pas rares. Bérard, Gangolphe, Netter, Mariage,

1. Érard. *Lyon médical*, 8 nov. 1885.

en ont rapporté des exemples; mais il ne s'agit plus ici d'ostéomyélite survenant pendant la croissance mais d'ostéomyélite nettement traumatique.

Après avoir étudié dans ce chapitre de physiologie pathologique les conditions de l'infection osseuse, évidente, latente, prolongée ou à répétition, disons que dans le système osseux, les associations microbiennes aggravent les effets de l'infection, mais nous n'aurons pas à parler ici de l'antagonisme de certains microbes. — Quant à la spécificité des lésions microbiennes osseuses, nous avons souvent cité les recherches de MM. Lannelongue et Achard qui ont démontré que *chaque microbe au lieu de déterminer des lésions caractéristiques, détermine les lésions de préférence.*

Quant aux infections osseuses atténuées nous reviendrons sur ce point plus loin à propos de certaines ostéomyélites de croissance subaiguës ou chroniques.

Il est cependant un point intéressant que nous devons étudier en terminant, c'est la nécrose sans suppuration. Ainsi que le fait observer M. Gangolphe dans son remarquable travail[1], la mortification de l'os et la suppuration sont deux phénomènes qui se présentent si fréquemment ensemble que l'on est conduit tout naturellement à les regarder comme inséparables. Aussi les observateurs ont-ils été particulièrement frappés par certains faits dans lesquels la nécrose existait seule en dehors de toute production de pus. C'est ce que l'on a appelé la nécrose aseptique.

S'appuyant sur les données plus récentes relatives à l'action des produits solubles, M. Gangolphe pense que dans ces cas de nécroses aseptiques, mieux dénommées

---

1. GANGOLPHE. Maladies infectieuses et parasitaires des os (p. 100).

nécroses sans suppuration, il s'agit d'une infection septique, mais atténuée.

De plus, dans les ostéomyélites infectieuses aiguës,
l'os n'est pas tué par l'anémie, par suppression des vaisseaux périostiques ou médullaires; non, ses éléments sont
frappés directement par l'action spécifique gangréneuse
des microbes en circulation ou de leurs produits solubles.
Quant aux infarctus osseux, ils sont douteux malgré les
recherches de Humbert Mollière. Peut-on admettre d'autre
part qu'une éburnation lente progressive puisse à elle
seule produire la nécrose?

Qu'elle y prédispose, cela peut être, mais c'est tout. Il
n'y a pas de maladie qui plus que la syphilis s'accompagne d'hyperostose et cependant les séquestres sont
exceptionnels. Quand on les observe il y a toujours simultanément infection et suppuration plus ou moins abondante. En outre, l'examen direct des hyperostoses syphilitiques démontre leur vascularisation (Gangolphe).

Si l'on doit reléguer parmi les explications hypothé-
tiques le prétendu rôle attribué à l'oblitération des
canaux de Havers par l'éburnation, il serait cependant
absolument inexact de considérer comme tout à fait négli-
geable le rôle de la circulation. On comprend facilement que la pauvreté des vaisseaux, la sénilité du tissu,
peuvent comme l'étranglement des canaux de Havers par
l'inflammation contribuer à la nécrose (Gangolphe).

Terminons en disant que, d'après Gangolphe, les produits solubles injectés sans traumatisme ou avec traumatisme peuvent donner les mêmes résultats que l'inoculation des cultures qui les fournissent. L'influence de ces
produits sur la mortification du tissu osseux est évidente;
dernièrement M. Dor a obtenu des décollements épi-

physaires par la simple injection de produits solubles.
Le degré d'atténuation de ces produits solubles est également important à considérer car, dit M. Gangolphe, en se basant seulement sur les faits cliniques, il est à prévoir qu'on arrivera à doser la virulence des produits solubles de manière à obtenir toute la série des variétés d'ostéomyélites, depuis les formes suraiguës avec nécrose et suppuration abondante, jusqu'à l'ostéomyélite chronique d'emblée sous son aspect le plus simple, l'hyperostose.

CHAPITRE III

Anatomie pathologique.

Première phase. — Cas type : os long. — Lésions de la moelle, congestion, diapédèse des leucocytes. — Étendue de ces lésions médullaires; elles sont primitives et apparaissent avant celles du périoste. — Localisation au niveau du bulbe osseux. — Lésions du tissu osseux : ostéite. — **Deuxième phase**. — Lésions de la moelle : suppuration. — Lésions du tissu osseux : ostéite raréfiante et ostéite condensante. — Lésions du périoste : abcès sous-périostique. — Altérations secondaires. — Lésions du cartilage conjugal et des cartilages diarthrodiaux. — Des arthrites suppurées. — Leur processus anatomique. — Des nécroses ostéomyélitiques. — Décollements épiphysaires proprement dits rares. — Des séparations diaphysaires fréquentes. — Des fractures spontanées. — Lésions des os courts et des os plats avec ou sans épiphyses (crâne, côtes, etc.).

L'ostéomyélite de croissance n'a pas un siège exclusif dans une variété d'os : les os longs, les os courts, les os plats peuvent en être affectés. Ce sont les os longs du membre inférieur surtout qui en sont le siège ordinaire.

Avec le professeur Lannelongue, il faut distinguer, pour la clarté de la description, plusieurs degrés dans l'évolution anatomo-pathologique, mais en réalité le passage d'un degré à l'autre se fait insensiblement et de plus dans un même os on peut les trouver associés.

Première phase. — Les altérations portent simultanément sur la moelle et sur le tissu osseux. Les premières sont les lésions primitives et aussi essentielles, les secondes en procèdent.

A. *Lésions de la moelle.* — Le plus souvent on note des taches d'un rouge plus ou moins vif, foncé, vineux, ou éclatant. La moelle a une consistance supérieure à l'état normal, mais cela dure peu, car dans la phase suivante elle se ramollit. Au microscope, on trouve que les vaisseaux sanguins sont dilatés et que les cellules adipeuses ont disparu; elles prolifèrent et leurs noyaux contribuent à former les éléments du pus, un grand nombre de leucocytes par diapédèse infiltrent le tissu médullaire et les médullocèles eux-mêmes prolifèrent. En outre, la moelle hypérémiée possède à l'état de liberté un nombre plus ou moins considérable de globules rouges du sang.

Les lésions peuvent envahir l'os dans une étendue très variable, tantôt c'est le 1/3, le 1/4 de la diaphyse qui est envahi, tantôt la maladie s'est propagée au cylindre osseux dans toute sa longueur. Mais quelle que soit l'étendue d'os envahie par les lésions, le début a toujours lieu dans le même point, c'est-à-dire au voisinage du cartilage épiphysaire, de là le nom d'ostéomyélite épiphysaire des adolescents employé par Gosselin. Mais ce n'est pas à dire que ce soit le cartilage dia-épiphysaire lui-même qui soit le point de départ de la maladie, mais c'est le tissu osseux au voisinage de ce cartilage. C'est ce qu'a voulu exprimer M. Ollier, en donnant à l'affection le nom d'ostéite juxta-épiphysaire. Cet auteur nomme région juxta-épiphysaire cette portion renflée de la diaphyse comprise entre le canal médullaire central et le cartilage de conjugaison. C'est cette portion juxta-épiphysaire qui est le siège initial de l'ostéomyélite de développement, beaucoup plus souvent que le tissu osseux de l'épiphyse elle-même. La raison en est la suivante : les deux faces du cartilage épiphysaire sont loin de contribuer également à la prolifération des éléments ossifiables et à l'accroissement de l'os en longueur. La prolifération est infiniment plus active sur celle des faces qui regarde la diaphyse. Cette prolifération active et la congestion physiologique qui en résulte préparent en ce point le développement de l'affection.

C'est là également que M. Lannelongue place les phénomènes initiaux de la maladie, dans cette portion osseuse renflée, qui, dans les os en voie de développement, se trouve comprise entre la diaphyse et le cartilage de conjugaison. Pour mieux la distinguer, il lui donne le nom de *bulbe osseux*. De ce point, l'infection se propage vers les deux extrémités, c'est-à-dire vers la diaphyse et vers l'épiphyse.

Exceptionnellement l'altération siège dans un point situé entre le cartilage épiphysaire et le cartilage diarthrodial ; M. Lannelongue en a cependant rapporté quelques rares observations (Société de chirurgie, 1887).

Ce n'est pas sans conteste que le début de la lésion dans l'ostéomyélite fut localisé dans le canal médullaire de l'os, comme M. Lannelongue le soutint dès le début de ses recherches. Trélat, cependant, fut un des premiers à admettre ce fait. Gosselin eut surtout en vue l'inflammation du tissu osseux proprement dit et fit jouer un grand rôle à l'ostéite proprement dite. M. le professeur Panas, dans son rapport sur le remarquable mémoire de M. Lannelongue à l'Académie de médecine, ne put refuser au périoste la possibilité de s'enflammer le premier; cependant il admit le terme d'ostéomyélite.

A la Société de chirurgie, s'appuyant sur la description de Chassaignac, sur des faits publiés par lui et par E. Boeckel, notre excellent maître, M Berger crut pouvoir admettre à côté de l'ostéomyélite centrale une forme superficielle, périostite phlegmoneuse diffuse, dans laquelle l'inflammation développée dans la couche profonde du périoste pourrait s'y limiter, ne se révéler que par un abcès sous-périostique et se terminer par guérison sans nécrose. MM. Verneuil, Marjolin, Lefort et Tillaux, admirent également des ostéites superficielles et des périostites.

Mais, malgré ces objections, M. Lannelongue affirma que la périostite phlegmoneuse au sens propre du mot n'existe pas, c'est une maladie de la moelle contenue dans les extrémités de la diaphyse des os, que l'on reconnaît toujours, quand le centre de l'os a été examiné.

Tandis que Trélat admit que le périoste pouvait dans certains cas être d'abord malade et l'infection se propager alors rapidement par la moelle canaliculaire au canal médullaire, le professeur Le Fort se rallia plutôt à l'opinion de M. Lannelongue et admit que souvent l'os est pris en totalité, il y a une vraie panostéite, c'est la panostéite de Waldeyer (Kirmisson). Quand le périoste est enflammé, la moelle centrale ne l'est pas nécessairement, pensait Le Fort. Cependant, ajoutait-il : si le périoste est enflammé, souvent la moelle centrale doit l'être aussi, comme dans la périadénite, où le ganglion est souvent malade. .

Lésions du tissu osseux. — Les lésions précédentes se retrouvent dans les extrémités renflées des os, dans le tissu compact, dans les éléments médullaires contenus dans les canaux de Havers.

Les diaphyses prennent une teinte bleuâtre et non plus uniformément blanc jaunâtre. Vers les extrémités un pointillé très fin se montre ; à la surface on peut noter des stries rosées et de véritables taches visibles par transparence. On rencontre encore à ce premier degré de petites taches jaunes, comme huileuses. Enfin parfois, l'os a déjà par place une couleur d'un blanc mat, couleur d'ivoire.

Les lignes rosées représentent les sillons des canaux de Havers agrandis et incomplètement remplis par un vaisseau dilaté, gorgé de sang. Dans le tissu réticulé du canal médullaire ou de l'épiphyse, les cloisons étant privées de canaux de Havers, les lésions sont limitées aux éléments constitutifs de la moelle (Lannelongue).

Deuxième phase. — *Lésions de la moelle* (*Lannelongue*). — Celle-ci se ramollit, elle est grise jaunâtre, ou rouge noirâtre. Elle est envahie par le pus, c'est-à-dire les leucocytes, les globules rouges et des suffusions sanguines. Les aréoles du tissu spongieux sont agrandies. Dans le tissu aréolaire de l'épiphyse on trouve des cavités irrégulières contenant un liquide noirâtre et qui se continue jusqu'à la surface de l'os.

A côté des points ramollis se trouvent des parties entièrement purulentes. A un moment donné le tissu osseux peut être baigné par le pus. « Au bain de moelle succède un véritable bain de pus. » (Gangolphe.) Le pus est infiltré ou collecté. Tantôt l'infiltration occupe la plus grande partie d'une épiphyse, tantôt elle forme des taches isolées jaune verdâtre. Quand le pus est collecté, il forme un abcès qui le plus souvent siège près du cartilage dia-épiphysaire. La paroi est formée par du tissu osseux à surface assez régulière quelquefois déjà nécrosé. Ces abcès intra-médullaires peuvent communiquer à l'extérieur par de véritables perforations osseuses, quelquefois toute une épiphyse est transformée en une coque purulente dans laquelle vient baigner la diaphyse nécrosée. Les abcès dans le tissu compact sont plus rares et plus petits. Dans les grands espaces médullaires ou dans ceux nouvellement formés dans le tissu compact, on trouve à côté des foyers purulents des fongosités nées de la moelle.

M. Gangolphe pense que quand il existe du pus dans les profondeurs de l'os on trouve habituellement un abcès sous-périostique, mais que ce dernier n'indique pas nécessairement l'existence du pus dans le bulbe de l'os. Ces cas, où *à l'œil nu* la moelle ne paraît pas malade, nous semblent exceptionnels.

Lésions du tissu osseux. — Dans l'ostéomyélite suppurative les espaces médullaires, quels qu'ils soient, sont agrandis au moins temporairement. Dès lors les lésions du tissu osseux sont celles de l'ostéite raréfiante, moins à la surface qu'à la profondeur et surtout au niveau des extrémités diaphysaires et dans le renflement qui les termine, mais aucune partie de l'os n'en est à l'abri. Les lignes et les stries de la surface de l'os deviennent des sillons plus ou moins profonds; aux orifices nouveaux, irréguliers, arrondis, succèdent des canaux droits et obliques aboutissant dans le canal médullaire ou terminés en culs-de-sac. Les parois de ces canaux sont inégales. En un mot, partout où siège le mal, il y a eu résorption de la substance osseuse (Lannelongue).

Durant cette phase apparaît une série de phénomènes d'un ordre opposé à ceux de la raréfaction, dont le terme est la condensation de l'os, son élimination, son hyperostose. C'est l'ostéite condensante de Gerdy et l'ostéite productrice de Gosselin.

Cette raréfaction osseuse donne lieu à des pertes de substance représentées par des ulcérations ou de véritables perforations. Les lamelles osseuses se détachent et forment dans les cavités osseuses des séquestres lamellaires. Les perforations qui se produisent conduisent dans la cavité d'un abcès, dans le tissu spongieux d'une épiphyse ou dans les parties terminales du canal médullaire. En somme, ulcérations, canaux terminés en culs-de-sac, perforation, sont trois états analogues dérivant de la marche d'un même processus (Lannelongue).

Lésions du périoste. — *Abcès sous-périostiques.* L'examen des faits a démontré au professeur Lannelongue que l'affection existe primitivement dans l'os et que la participation du périoste ne fait qu'en dériver. Une vascularisation plus grande, un épaississement dû à la prolifération de la couche sous-périostée et à l'infiltration plastique de la moelle elle-même, telles sont les lésions du début. Parfois, c'est du sang épanché qui se répand sous le périoste, c'est l'ostéomyélite hémorrhagique dont M. Tédénat a rapporté quelques observations.

Le décollement de la face adhérente du périoste par du pus formé sur place et aussi par le pus déversé par l'os, d'où résulte l'abcès sous-périostique, est le fait le plus saillant dans la marche de la maladie. Dans les premiers temps, la résistance du périoste et la facilité avec laquelle il se sépare de l'os expliquent pourquoi le pus s'étale et se répand au-dessous de lui sans former tout d'abord une poche bombée.

Ce décollement apparaît vers l'extrémité de la diaphyse et, trouvant moins de résistance du côté du corps de l'os, il s'étend le long de ses faces et de sa circonférence. Les points les plus adhérents ne lui créent qu'une barrière temporaire. De là ces vastes décollements occupant toute une diaphyse du tibia ou du fémur, par exemple.

L'abcès sous-périostique a pour surface le périoste d'une part, l'os d'autre part, mais bientôt le périoste distendu se laisse forcément perforer ou disparaît. Dans le premier cas, le pus se répand dans les parties molles qui lui forment plus ou moins vite une cavité nouvelle; dans le second cas, ce sont ces mêmes parties molles qui forment directement la paroi de l'abcès sous-périostique. Lorsqu'il s'est produit une simple perforation, le pus s'infiltre dans les différents espaces qui lui sont ouverts en formant alors des abcès en bissac (Lannelongue).

L'abcès sous-périostique communique quelquefois avec une et même deux cavités articulaires voisines, par l'intermédiaire de la synoviale. Il peut aussi être en rapport avec le canal médullaire ou un abcès intra-osseux, par suite d'une perforation de sa paroi osseuse. Enfin s'il existe en même temps un décollement de l'épiphyse, les surfaces décollées peuvent encore baigner dans la cavité de l'abcès ou en être isolées.

Le développement des abcès sous-périostiques procède comme l'ostéomyélite elle-même, c'est-à-dire de l'une des extrémités de l'os vers le milieu de la diaphyse, de bas en haut ou de haut en bas. Dans les cas extrêmes, on voit l'abcès sous-périostique comprendre toute la longueur ou toute la circonférence d'une diaphyse et communiquer avec les deux jointures à ses deux extrémités.

Quelquefois, autour d'un os affecté d'ostéomyélite, il se développe, souvent à quelques jours d'intervalle, deux et même trois abcès parfaitement distincts les uns des autres, ce qui met en relief l'origine centrale ou intra-osseuse des abcès sous-périostiques (Lannelongue).

Le pus de ces abcès est épais, roussâtre au début, puis il devient phlegmoneux et contient quelques gouttelettes brillantes graisseuses. D'après le professeur Lannelongue (cours de 1895 à la Faculté de médecine), le pus dans le cas d'ostéomyélite à staphyloccus aureus aurait une odeur spéciale. Pour le professeur Cornil, le pus dans l'ostéomyélite à staphylococcus doré est blanchâtre, crémeux, moins bien lié que le pus des abcès phlegmoneux.

Les liens vasculaires unissant le périoste à l'os ne sont pas détruits au début, mais plus tard on n'en trouve plus aucun vestige et les gros vaisseaux de l'os, comme ceux des extrémités, ainsi que les vaisseaux nourriciers eux-mêmes, disparaissent à leur tour.

Suivant la marche de la maladie et les modifications de l'os, la paroi osseuse de l'abcès pourra être constituée par un séquestre ou par un os nouveau. Aux limites du décollement, le périoste au début est épaissi, infiltré, puis il se produit des épaississements qui s'atténuent dans la suite.

Altérations secondaires : lésions du cartilage conjugal et des cartilages diarthrodiaux.

Le cartilage conjugal dans un bon nombre de faits reste sain; dans d'autres il est partiellement infecté, dans d'autres encore il a disparu ou reste méconnaissable.

Dans le cas d'altération partielle il s'y forme des trous, des canaux, des solutions de continuité plus ou moins étendues. Il est aminci, détruit, perforé, au centre ou à la périphérie. Le périoste à son niveau est soit décollé, soit détruit.

Dans les cas de destruction complète du cartilage conjugal, les deux parties de l'épiphyse reposent l'une sur l'autre par leur surface plus ou moins régulière, séparées par du pus ou communiquant avec un abcès sous-périostique ou avec l'articulation voisine. L'épiphyse n'est plus alors rattachée à la diaphyse que par quelques liens périphériques du périchondre ou du périoste, insuffisants d'ailleurs, d'où les déviations simulant une luxation ou une fracture.

Le cartilage diarthrodial est toujours lésé secondairement. Tantôt c'est l'abcès périostique qui s'est ouvert dans la synoviale, et le cartilage est lésé comme dans les arthrites suppurées. Tantôt l'ostéomyélite gagne les couches osseuses sous-diarthrodiales. Dans ce cas, le cartilage présente au début de petites dépressions en forme de godets, toujours plus nombreux à la périphérie qu'au centre. Sous ces godets qui répondent à un affaiblissement partiel du cartilage se trouve soit du pus, soit du tissu osseux altéré. Bientôt ces godets se perforent et conduisent à des collections purulentes épiphysaires (Chassaignac).

Ces cartilages diarthrodiaux ramollis, érodés, peuvent disparaître en entier. Dans beaucoup de cas le cartilage dia-épiphysaire étant intra-articulaire, c'est à l'arthrite suppurée qu'est due la lésion du cartilage diarthrodial.

Parfois en peu d'heures les cartilages conjugaux sont détruits en partie ou en totalité ; une épiphyse se sépare, une articulation défait tous ses liens (Lannelongue). Quelquefois, malgré cet envahissement, l'articulation guérit par ankylose.

Enfin parfois dans l'articulation voisine, il y a une simple arthrite de voisinage, qui se termine par ankylose sans suppuration mais avec fongosités (Deschiens).

Dans le cours de l'ostéomyélite les arthrites se produisent par des mécanismes différents ; tantôt l'abcès sous-périostique, en envahissant les parties péri-articulaires, perfore la synoviale et une arthrite suppurée se déclare ; tantôt c'est la suppuration qui, partie du bulbe osseux, envahit progressivement les couches osseuses sous-diarthrodiales, perfore le cartilage articulaire, et le pus pénètre dans l'article.

D'autre part étant donnés les rapports des synoviales articulaires avec la diaphyse chez les jeunes sujets (Sézary), il est évident que lorsque le cartilage dia-épiphysaire est soit en totalité, soit en partie intra-articulaire, l'arthrite suppurée est fatale et son processus se comprend aisément. Tantôt enfin on peut admettre qu'une hydarthrose de voisinage due à des troubles vasculaires se transformera en arthrite suppurée, la voie sanguine et la voie lymphatique servant de transport pour la pénétration des germes pyogènes dans la cavité articulaire. Ce processus, quoique non démontré, nous paraît probable. En effet, dans un cas où il dut faire la résection pour une arthrite suppurée ostéomyélitique, M. Gérard Marchant ne découvrit ni décollement épiphysaire, ni perforation diaphyso-épiphysaire conduisant dans l'article, ni décollement périostique indiquant un abcès sous-périostique de voisinage, enfin la synoviale elle-même n'était pas perforée.

Étudiant alors les diverses variétés d'arthrites purulentes au cours de l'ostéomyélite, M. Gérard Marchant admet trois processus :

1° Arthrites par décollement épiphysaire (Klose);

2° Arthrite par perforation diaphyso-épiphysaire sans décollement (térébration canaliculaire), et dans ce cas l'arthrite a une marche lente;

3° Arthrite de voisinage par propagation lymphatique ou périostique ou par déchirure de la synoviale.

Pour M. Lannelongue ces pyarthroses par continuité de tissu sans perforation sont rares, car le plus souvent l'arthrite est purulente d'emblée.

Nous ne ferons que citer l'opinion de Roser qui pense que parfois l'arthrite purulente peut être primitive et l'ostéite consécutive, même dans les cas où la ligne dia-épiphysaire n'est pas intra-articulaire.

Ajoutons enfin que, dans les cas d'infection purulente dans l'ostémyélite, on peut noter des arthrites suppurées de nature pyohémique.

Des nécroses ostéomyélitiques. — Déjà, dans les huit ou dix premiers jours, on peut trouver au milieu du pus du canal médullaire de fines aiguilles osseuses et même de petites lamelles libres de toute attache. Plus tard on trouve des fragments osseux plus volumineux, ce sont des esquilles ne tenant que par une extrémité ou un bord aminci à la surface de l'os. Pareil état peut exister dans le tissu compact confinant à la moelle. Au niveau des épiphyses, s'il y a décollement épiphysaire, on trouve sur la surface du décollement des cavités contenant de petits séquestres grisâtres, friables. Une diaphyse peut avoir été complètement isolée de tous ces rapports et avoir subi la mort dans toute sa longueur, c'est l'exception. Un tiers, un quart, la moitié, sont atteints, réduits à l'état de séquestres ou en voie de nécrose (Lannelongue).

Le plus souvent la réparation se fait plus rapidement vers l'extrémité que dans le milieu de la diaphyse. En résumé la nécrose occupe tout ou partie, soit de la longueur, soit de l'épaisseur de l'os. Tant que les parties nécrosées ne sont pas séparées de l'os sain, à moins qu'on ne reconnaisse déjà le sillon ou le caractère du travail de démarcation, on n'est pas en droit de conclure à la nécrose, on ne le pourrait qu'à la condition de reconnaître par une étude microscopique portant sur diverses sections que toute circulation y est suspendue. L'os véritablement nécrosé prend une couleur jaunâtre, il est sec et sans tache, sauf au niveau des points de sa séparation où il est aréolaire et quelquefois coloré en rouge ou en noir. (Voir planche 4 du mémoire de M. Lannelongue.) En résumé, le mot nécrose n'est pas synonyme d'os dénudé, tant qu'il n'y a pas un sillon de démarcation (Lannelongue).

La nécrose apparaît avec une fréquence extrême; 559 lésions ont abouti 490 fois à la nécrose, soit 87,6 pour 100. Quant à l'issue spontanée des séquestres, notée 10 fois à l'humérus (sur 55 cas), elle n'a eu lieu que 5 fois au fémur (sur 157 cas) et 5 fois au tibia (sur 225 cas).

La suppuration sans nécrose consécutive ne serait pas très rare (8 pour 100 des cas). La guérison sans ouverture à l'extérieur aurait été observée dans la proportion de 3 pour 100 et, sur les 20 cas notés, 10 fois le retour à l'état normal fut complet, 10 fois il persista une tuméfaction osseuse. (Statistique de Haaga citée par Gangolphe.)

Il existe dans l'ostéomyélite plusieurs degrés de nécrose, ce sont :

1° Une nécrose qui ne porte que sur les plus fines lamelles du tissu réticulaire (séquestres parcellaires).

2° Une nécrose qui détache du tissu spongieux des épiphyses de petites esquilles ayant un aspect plein ou aréolaire, et de la diaphyse, des lames plus ou moins étendues.

3° Il existe de vastes nécroses qui comprennent le tissu compact et le tissu spongieux. — La table externe de l'os peut se nécroser isolément.

4° Enfin pour être complet il faut signaler les nécroses concomitantes du nouvel os.

Les séquestres appartiennent presque tous à la catégorie des séquestres primitifs d'Ollier, c'est-à-dire que, foudroyée en quelque sorte par les produits microbiens, la partie nécrosée a conservé à peu près intacte sa structure. Les séquestres de la tuberculose au contraire sont éburnés et formés de tissu spongieux le plus souvent.

Le mécanisme de ces nécroses dans l'ostéomyélite est le suivant : Pour les aiguilles osseuses que l'on trouve en liberté dans le canal médullaire, la chose est simple ; la raréfaction inflammatoire portant sur les pointes, elles se dégagent des lamelles qui les supportent, s'isolent de ces dernières et finalement elles tombent au milieu des foyers purulents.

Pour les petites esquilles du centre des épiphyses, au voisinage des décollements épiphysaires et du tissu spongieux, elles sont infiltrées de pus et privées de vaisseaux, d'où leur nécrose.

La nécrose des lames peu étendues de la surface de la diaphyse ou de l'épiphyse se produit par raréfaction et résorption du tissu osseux sous-jacent, elles sont isolées des parties profondes, dénudées superficiellement et le travail d'ostéite qui s'accomplit à leur circonférence les sépare définitivement. Ces séquestres ont parfois l'aspect « gothique ».

La nécrose de toute une diaphyse a pour cause immédiate et unique la désunion de cette diaphyse sur tous ses points.

La nécrose d'une portion de la diaphyse est due à plusieurs causes. Les troubles circulatoires ont une assez grande importance. Les capillaires, les veines, les artères s'oblitèrent par le fait de la suppuration et au niveau du périoste et dans le tissu compact et dans la moelle, mais pas partout, ce qui explique pourquoi toute la diaphyse n'est pas nécrosée, à cause du rétablissement de la circulation collatérale en certains points.

Le rétrécissement des canaux de Havers poussé jusqu'à leur oblitération par le fait de l'ostéite condensante abolit toute circulation. C'est la nécrose dite éburnée; celle-ci n'a pas de siège exclusif, elle est continue à des parties raréfiées, compactes, nécrosées ou vivantes. Dans tous les cas, la nécrose résulte en grande partie de l'inflammation du tissu osseux autant que de l'oblitération des vaisseaux et du décollement périostique (Gosselin, Lannelongue).

Le travail de réparation se fait en même temps que le travail nécrosique (Lannelongue). Lorsque la moelle suppure ici, il se fait de l'os ailleurs. Quelques jours suffisent pour cela, car au bout de huit jours il existe déjà un os nouveau. Les points où l'irritation a été moindre sont ceux où il apparaît en premier, lieu et où il prendra le plus grand développement.

A la limite du décollement se font des dépôts osseux; à la surface des dénudations se déposent des lamelles osseuses sans l'intervention du périoste et cela très rapidement.

Avec le périoste et l'os, la moelle prend part à cette réparation; le canal central renferme parfois un bouchon central osseux. Dans les sillons, conduits et gouttières, que nous avons décrits, se déposent de nouvelles couches osseuses.

L'os au début a une surface irrégulière, cannelée, grisâtre, rugueuse, de médiocre consistance. L'os est dit raréfié. D'autres fois au contraire il est éburné. On trouve enfin, reproduits les deux états de l'ostéite raréfiante et de l'ostéite condensante.

Dans les cavités osseuses ce sont les éléments embryonnaires qui produisent cette condensation.

L'os nouveau se développe souvent au-devant de l'os ancien. Il est irrégulier, incomplet, présentant des ouvertures ou cloaques (Wiedmann). Quelquefois le séquestre isolé reste central; c'est le séquestre dit « en grelot », affectant souvent les allures cliniques de l'abcès des os. Dans les cas de pandiaphysite, on peut trouver le canal médullaire cloisonné avec des compartiments les uns sains et les autres plus ou moins malades (Gangolphe).

La suppuration est évacuée par les fistules et le nouvel os invagine le séquestre. Dans les décollements épiphysaires, dans les séparations des diaphyses, les ossifications nouvelles se présentent sous la forme de lames, de bandes susceptibles de fracture.

Enfin, avec ou sans nécrose, l'ostéogénèse est exagérée, d'où les hyperostoses fréquentes et une croissance anormale de l'os. Ce n'est qu'exceptionnellement que la réparation ne se fait pas.

L'affaiblissement de l'os par destruction du cartilage épiphysaire, par raréfaction ou résorption osseuse, détermine les décollements épiphysaires, la séparation des diaphyses ou une fracture spontanée. Avec l'âge, la diaphyse des os longs est couronnée par un renflement qui la sépare du cartilage épiphysaire. Le décollement épiphysaire par le fait du développement peut exister loin de la diaphyse proprement dite; *la séparation de la diaphyse a lieu nettement entre la diaphyse et l'épiphyse.* (Lannelongue). Ce décollement épiphysaire ou mieux *séparation diaphysaire* est tantôt intra-, tantôt extra-articulaire. Il peut n'être que partiel. Enfin au lieu d'être épiphysaire, il peut être apophysaire. Cette *séparation diaphysaire* explique pourquoi le cartilage conjugal est intact, car par sa face diaphysaire il possède une couche normale de tissu osseux.

Avec une séparation complète, on rencontre souvent des traces de réparation au pourtour des parties désunies. C'est là où la réparation est la plus active que se produisent les séparations diaphysaires simulant des décollements épiphysaires.

La cause de ces séparations diaphysaires, c'est la suppuration intra-osseuse de la région où la diaphyse s'unit à l'épiphyse; d'ailleurs c'est là que siègent les abcès les plus volumineux. Mais s'il y a séparation diaphysaire, il n'y a pas pour cela nécrose. Celle-ci dépend en grande partie de la conservation du périoste (Lannelongue).

Pour Lannelongue, qui comprend, à juste titre, à la fois les décollements épiphysaires signalés par Klose et les fractures diaphysaires, elles s'observent dans la proportion de 10 pour 100. Entre le décollement suraigu, par suite de la fonte du tissu osseux et la séparation diaphysaire, il n'y a, pour le savant chirurgien de l'hôpital Trousseau, qu'une différence d'intensité du processus.

Les fractures spontanées sont plus rares, elles siègent le plus souvent dans le 1/5 supérieur ou inférieur de la diaphyse Elles se font plus tardivement vers la fin du premier mois et par le mécanisme de la nécrose. On comprend, en effet, que si une grande partie de l'épaisseur d'une diaphyse est nécrosée et en voie de séquestration, la portion qui reste, affaiblie par l'ostéite raréfiante, se rompra sous un traumatisme léger ou une contraction musculaire. Les perforations diaphysaires multiples, les larges ulcérations rendent ces fractures faciles. Ces fractures accompagnées souvent de séquestres peuvent se consolider (Aubry, Humbert); mais, à côté de malades guéris en quelques semaines (Berger, Picqué), il en est d'autres qui seront immobilisés pendant 7 ou 8 mois (Bœckel).

Le trait de ces fractures est souvent irrégulier et siège soit au niveau des points nécrosés, soit au niveau de l'os sain, mais aminci par les ulcérations.

Quelquefois il y a plusieurs fragments, mais le fait à

noter au point de vue clinique, c'est l'absence fréquente de suppuration. Mais quand celle-ci existe d'avance, des phénomènes septicémiques peuvent survenir comme dans deux cas rapportés par Ollier. M. Simon, dans sa thèse sur les fractures spontanées, relève, sur 16 observations. 7 cas où l'amputation ou la désarticulation du membre dut être faite, et 3 cas où la mort est survenue rapidement sans intervention opératoire.

Telles sont les considérations anatomiques que nous avons jugées les plus importantes en ce qui concerne les os longs. Pour les os plats et les os courts avec ou sans épiphyses, les lésions sont les mêmes (rotule, os du tarse et du carpe, etc.).

Pour les os courts, évidemment, les complications articulaires sont fréquentes. Les os les plus fréquemment envahis sont : le calcanéum, les vertèbres (Lannelongue), le rocher, etc.

Pour les os plats, les lésions sont également lesmê mes. Parmi les os atteints, notons le maxillaire inférieur, l'omoplate, l'os iliaque, les os plats du crâne, les côtes. Dans ces cas, la cavité osseuse voisine (méninges, plèvre, péri-toine) peut être envahie par la suppuration.

Nous avons jusqu'ici envisagé les lésions osseuses; mais, dans les parties molles voisines, on note des lésions inflammatoires des muscles, des aponévroses, des ligaments, du tissu conjonctif, parfois des ulcérations des vaisseaux artériels ou veineux avec thrombose et phlébite.

Les localisations osseuses traduisant un état d'infection générale, on note souvent des lésions rénales (Neuretter, Salomon, Mouret, Verneuil, Barette, Barbès, Ribbert). Pour Rodet, ces lésions rénales ne sont pas constantes dans les cas subaigus, mais elles sont la règle dans les cas aigus.

Elles consistent en infarctus suppurés, de dimensions variables, souvent petits et nombreux. Elles sont très fréquentes dans les expériences faites par inoculation intra-veineuse.

Les lésions observées dne seraient pas ues à des décharges de bactéries. mais à des produits solubles fabriqués par ces dernières, d'après Berlioz. Suivant cet auteur, il est exceptionnel de constater la présence de l'agent pathogène dans l'urine au cours des maladies infectieuses. Lubbert, cependant, dit avoir constaté le staphylococcus aureus dans l'urine au cours de l'ostéomyélite[1]. On conçoit le danger qui peut résulter de la permanence de foyers infectieux versant dans le sang, à petites doses, mais continuellement, des toxines plus ou moins nocives (Gangolphe). Examinées au microscope, les taches jaunes des reins sont des amas ou colonies de microbes.

1. MM. Lannelongue et Achard ont aussi constaté dans un cas d'ostéomyélite grave la présence du staphylocoque doré à l'état de pureté dans l'urine qui était albumineuse. (Communication orale.)

CHAPITRE IV

Symptômes.

1° **Période de début** : douleur, gonflement. — Exploration méthodique de l'os; son importance. — Symptômes généraux. — 2° **Période d'état** : symptômes locaux : abcès sous-périostique, ses fusées. — Nature et caractère du pus à staphylocoque. — Pyarthroses. — Formes locales : diaphysaires, dia-épiphysaires, apophysaires (Lannelongue). — Ostéomyélite du crâne, de l'apophyse mastoïde, de la face, du maxillaire inférieur; des côtes, du bassin; du rachis. — Infections ostéomyélitiques secondaires. — 3° **Période terminale** : guérison avec ou sans nécrose. — Des séquestres. — Variétés : 1° Ostéomyélites sans abcès, sans nécrose, simple formation d'une hyperostose; 2° ostéomyélite avec abcès sous-périosté ; 3° ostéomyélite séquestrante; 4° ostéomyélite dia-épiphysaire ; 5° ostéomyélite avec décollement épiphysaire. — Forme typhoïde. — Formes suivant l'intensité de l'infection.

La marche de la maladie est si aiguë, que la subdivision par périodes dans nombre de cas est un peu factice. Néanmoins on peut étudier les symptômes suivant trois périodes : période de début, période d'état, période terminale.

Période de début. — L'incubation est souvent nulle et les phénomènes locaux apparaissent les premiers. C'est une douleur plus ou moins vive que le malade attribue souvent à un traumatisme. Cette douleur se calme quelquefois pendant un court espace de temps, mais bientôt elle reparaît et devient intolérable.

En ce point douloureux se produit un gonflement des parties molles. Ce gonflement apparaît dans la région de la diaphyse contiguë à l'épiphyse ; il est circonscrit d'abord ; il procède des parties profondes vers les parties superficielles ; les lames aponévrotiques et les plans musculaires le font se répandre en long et en circonférence dans la direction de la diaphyse ; mais il peut gagner aussi le pourtour de l'articulation.

Le gonflement est circonférenciel et fait corps avec l'os.

Ce gonflement a des limites vagues au début ; il se perd insensiblement dans la forme générale de la région malade, il n'est pas circonscrit ; par suite il ne fait pas tumeur à proprement parler, car il tend à s'étendre aussi bien en circonférence qu'en longueur.

La peau qui recouvre la région tuméfiée conserve d'habitude sa couleur normale, quelquefois rosée ou rouge, mais plus souvent mate avec un certain luisant. Elle est œdémateuse, et cet œdème parfois dur est un symptôme important. A sa surface se dessinent quelques veines. A la palpation on trouve cette tuméfaction résistante, ne s'isolant pas, faisant corps avec le squelette ; elle est au milieu du membre. Cette recherche est douloureuse, ainsi que le prouvent les cris de l'enfant et la résistance qu'il oppose à l'examen.

L'exploration de l'os est importante, quelquefois difficile à cause du gonflement. Elle doit être faite avec méthode, en procédant des parties saines vers les parties tuméfiées. Déjà les pressions exercées sur la diaphyse au delà du gonflement révèlent une sensibilité d'autant plus vive qu'on se rapproche de la partie affectée ; elles deviendront intolérables au niveau du gonflement (Lannelongue).

En procédant toujours des parties saines vers le point malade, on trouve que faible d'abord, la douleur augmente à mesure qu'on se rapproche du siège du mal. Elle est atroce dans la région atteinte ; mais dans cette région, exercée circonférenciellement autour de l'os, on découvre une zone limitée où la douleur est encore plus vive qu'ailleurs ; c'est en ce point que le mal a débuté, c'est là qu'il a atteint sa plus grande intensité. C'est dans son voisinage qu'existe ou se développera l'abcès sous-périostique. Cette zone osseuse correspond à la partie de la diaphyse en continuité avec l'épiphyse.

Cette douleur osseuse, dont la pression révèle le caractère et les nuances d'intensité, est le symptôme local dont la valeur est la plus grande ; il est constant et fournit sur le siège et l'extension de l'affection des données que les autres symptômes n'expriment que beaucoup plus tard.

Les mouvements imprimés au membre arrachent des cris aux malades ; ils souffrent comme si leur membre était fracturé (Chassaignac).

Si le siège de l'affection est une partie de l'os très recouverte par des muscles (hanche), à peine remarque-t-on au début un changement de forme de la région. La peau ne change pas de couleur, elle n'est pas encore œdémateuse ; les parties molles seules présentent une tension plus grande, une résistance plus considérable.

La main qui suit le gonflement découvre à sa limite un contour résistant profond, un empâtement quelquefois dur, comme montueux, ayant l'épaisseur du doigt et davantage. Ce bourrelet profond adhérent à l'os a été considéré par Chassaignac comme un caractère distinctif de l'ostéomyélite. Mais nous avons vu qu'il était dû à l'infiltration plastique des couches sous-périostées, périostées et même extra-périostées. Il est le précurseur de l'ossification nouvelle à ce niveau. S'il est annulaire et accompagné d'une dépression brusque du côté du gonflement, il indique l'existence presque certaine d'un décollement et la présence d'un abcès sous le périoste dont il forme la limite. Ce bourrelet indique un arrêt au moins temporaire dans la marche de l'affection. Du côté de l'épiphyse ce bourrelet est plus difficile à constater et il passe souvent inaperçu ; il est compris dans l'empâtement des parties molles péri-épiphysaires et il ne saurait exister là où ces éminences sont exclusivement cartilagineuses à la surface.

Ce bourrelet n'existe pas lorsque l'affection n'a qu'un faible retentisssment vers le périoste ou lorsque le décollement procède avec une rapidité excessive.

La physionomie du membre est alors la suivante : le gonflement occupe une étendue variable et l'augmentation de volume porte en général sur toute la circonférence du membre. La peau est luisante, de couleur blanche, sans rougeur le plus souvent ; le réseau veineux sous-cutané est dilaté. La peau est peu tendue, quelquefois œdémateuse ; plus profondément les parties molles sont tendues et les muscles, contracturés, donnent aux membres une attitude fixe en flexion. Il y a une impotence fonctionnelle comme si l'os était brisé (Chassaignac).

Notons comme exceptionnelles des éruptions cutanées rappelant la scarlatine chirurgicale quant à la nature, mais pas quant à la forme; car, dans le cas que nous avons observé à l'hôpital Trousseau, c'étaient de petites taches rosées, arrondies, larges de 4 à 5 millimètres. régulières. sans élevures, siégeant sur l'abdomen et les membres, mais ne disparaissant pas sous la pression des doigts. Ces éruptions septiques ont été signalées par Gubler, Civiale, Maunder, Broadbent, Lee, Spencer Wells, Bristowe, Duplay, Bouchard, Verneuil dans les cas d'infections urinaires, génitales, hépatiques, etc.

Les symptômes généraux à cette période sont variables. Il n'y a pas de frisson initial, la fièvre ne se déclare qu'après la douleur locale. Rarement on a signalé un peu de courbature, des douleurs vagues, un peu d'agitation, ou des convulsions. La température est élevée, 40 degrés et au delà ; le pouls est rapide ; l'aspect du malade est souvent celui d'un typhique ou d'un rhumatisant très gravement atteint (Lannelongue).

Le début par des phénomènes généraux très graves s'observe quelquefois. La fièvre est élevée, le malade est pris de délire, d'agitation extrême. Le tout sans phénomènes locaux bien nets au début, si l'attention n'est pas éveillée sur cette forme de début.

Période d'état. — La douleur devient vive, lancinante, continue ou par accès, elle empêche le malade de dormir et chez quelques enfants ce n'est qu'un cri continu. Le moindre mouvement exaspère l'enfant ; la douleur est excruciante.

Si l'état général s'aggrave, cette douleur paraît diminuer ; il faut se méfier de cette amélioration apparente.

La période d'état est caractérisée par la formation d'un *abcès sous-périostique.* L'apparition de celui-ci est précoce ; parfois il se développe avec une rapidité foudroyante.

Si l'abcès siège profondément, il faut, pour le reconnaître, prendre le membre à deux mains en l'entourant autant qu'on le peut de l'une, pendant qu'avec l'autre on cherche à envoyer le flot de pus vers la première main (Roux, Chassaignac).

Si on recherchait la fluctuation dans le sens de la longueur, le pus, qui entoure l'os sur toute sa circonférence, le plus souvent, file sur la face opposée du membre. Dans quelques cas difficiles, pour percevoir cette fluctuation profonde, il faudra avoir recours au chloroforme (Lannelongue). Pour rechercher cette fluctuation, la main d'un aide sera souvent nécessaire pour comprimer la poche à ses limites et empêcher ainsi le pus de fuir dans une direction opposée.

Si le périoste est rompu ou détruit, le pus fuse dans les parties molles et s'y creuse de nouvelles cavités parfois en bissac.

Le pus qui s'écoule de l'abcès sous-périostique est jaune verdâtre (staphylococcus aureus) épais, dense, peu abondant. C'est lorsque le foyer purulent contient des gaz que l'ostéomyélite est dite putride par quelques auteurs.

Le pus présente une certaine fétidité au moment même de l'ouverture (Chassaignac). M. Lannelongue ajoute avoir dans quelques cas constaté très nettement la présence de gaz. De plus à la surface du pus recueilli, on note un grand nombre de gouttelettes huileuses provenant de la moelle osseuse (Chassaignac, Roser).

Le doigt introduit dans le foyer de l'abcès permet de constater une dénudation plus ou moins large de l'os, dont la surface est rugueuse et irrégulière.

L'abcès à staphylocoques s'accompagne d'une dilatation très grande des veines sous-cutanées ; les phénomènes douloureux sont plus violents ; la température est élevée et reste élevée, les tissus voisins sont très empâtés. Il n'y pas d'adénite dans la région de l'abcès. Nous verrons plus loin les caractères des abcès sous-périostiques à streptocoques et à pneumocoques.

Un second abcès peut se développer aussitôt après l'apparition du premier, mais le plus souvent d'une façon moins bruyante.

D'après Haaga, le développement des foyers secondaires est successif et non simultané ; aussi toute élévation thermique dans le cours d'une ostéomyélite infectieuse doit comporter un examen soigné du squelette. Gangolphe admet également que les foyers secondaires sont moins graves que les foyers primitifs.

Les complications articulaires sont assez fréquentes et précoces. Quand le cartilage dia-épiphysaire est intra-articulaire, l'arthrite suppurée est inévitable (Sézary). Cet épanchement articulaire est facile à reconnaître si l'articulation est superficielle. Parfois l'épanchement purulent est seulement péri-articulaire et c'est lorsqu'on a ouvert l'abcès sous-périostique que l'on acquiert la certitude de l'existence de l'épanchement articulaire si la jointure reste distendue. Le plus souvent l'arthrite est purulente d'emblée (Lannelongue). Parfois cependant, comme nous l'avons déjà dit, elle peut être séreuse, puis elle devient séro-purulente, puis purulente par infection lymphatique ou sanguine.

L'articulation sus- ou sous-jacente peut se prendre et également suppurer si l'ostéomyélite est bipolaire ; mais cette marche envahissante est aussi souvent ascendante que descendante.

Sur 570 localisations osseuses, Haaga a relevé 189 faits

de troubles articulaires plus ou moins persistants, plus ou moins durables.

Il existe des formes pour ainsi dire locales de l'ostéomyélite. Dans le même os l'infection peut s'étendre successivement sans temps d'arrêt à toutes les parties de l'os, mais ce fait est assez rare. Les autres formes locales correspondent à deux groupes distincts. La première forme diaphysaire renferme les cas les plus simples, les moins graves, l'infection est diaphysaire. Dans le deuxième groupe, l'épiphyse se prend et la jointure est atteinte avec la diaphyse, c'est la forme dia-épiphysaire.

Dans la forme locale diaphysaire, la diaphyse tout entière est dénudée et les épiphyses supérieure et inférieure sont intactes; malgré l'étendue de la lésion, la guérison peut avoir lieu sans nécrose.

Dans la forme locale dia-épiphysaire, l'infection se propage beaucoup plus et les désordres articulaires rendent l'affection plus grave.

L'ostéite apophysaire, étudiée dans une communication de M. Lannelongue à la Société de chirurgie, donne lieu aux considérations suivantes : On sait que les apophyses se développent pour la plupart comme les diaphyses dans du tissu cartilagineux préexistant. Dans une première période, jusqu'à l'âge de 10 à 12 ans, les apophyses sont uniquement constituées par du cartilage. Dans une deuxième période, l'ossification commence par le centre de ces apophyses et le noyau osseux est entouré d'une coque qui sert de barrière et qui, en cas d'ostéite apophysaire, préserve dans bien des cas les parties voisines de la propagation de l'inflammation.

D'après des cas observés pour la tubérosité antérieure du tibia, l'ischion, le grand trochanter, l'apophyse épineuse d'une vertèbre, l'apophyse du calcanéum, M. Lannelongue pense que, du jour où le premier point d'ossification les a envahies, les apophyses osseuses sont exposées aux mêmes inflammations que le reste de l'os.

Les ostéites apophysaires subissent les influences générales qui frappent les autres points du squelette ; elles sont de plus soumises aux influences émanant de l'exercice d'une profession nouvellement adoptée par les jeunes sujets, ou de la fatigue, qui mettent en jeu d'une façon inaccoutumée l'action des muscles, dont l'insertion se fait sur cette apophyse.

Sous une forme légère subaiguë, l'ostéite apophysaire n'a pour résultat qu'une augmentation de volume, une hyperostose désormais définitive de l'apophyse atteinte. Les hyperostoses dites de croissance ont souvent cette origine.

L'ostéite suppurative est la forme la plus commune des ostéites apophysaires. Les conséquences sont celles des suppurations osseuses en général, mais elles sont moins dangereuses que les suppurations épiphysaires proprement dites. L'inflammation qui gagne l'épiphyse, après avoir débuté par l'apophyse, a la même gravité que l'ostéite épiphysaire primitive.

Les symptômes généraux à cette période d'état sont les mêmes que ceux de la période de début. La néphrite et l'albuminurie sont fréquentes.

Les complications viscérales sont représentées par l'endocardite végétante ou ulcéreuse, la péricardite, les épanchements séreux ou purulents, les abcès du foie, des reins, de la rate, des muscles, la pyohémie, les embolies simples ou graisseuses, les pneumonies secondaires (Lannelongue), etc.

Étude clinique de l'ostéomyélite de croissance de quelques os en particulier.

Nous avons eu surtout en vue, dans la description précédente, l'ostéomyélite des os longs. Voyons maintenant les symptômes et dès maintenant le diagnostic de la maladie pour quelques os en particulier.

L'ostéomyélite des *os du crâne* (Lannelongue, Chipault, Pearson, Crampton, Lépine, Bergmann, G. Marchant), comme celle des os longs, frappe plutôt les enfants que les adultes, et cela parce qu'à cette époque de la vie le squelette et, en particulier le crâne, présentent une plus grande quantité de tissu spongieux. Les os du crâne le plus souvent atteint sont, d'après Lannelongue et Jaymes : le frontal, les pariétaux, les temporaux (rocher) et enfin, mais bien plus rarement, les os de la base du crâne. Ce qui est remarquable, c'est la rapidité avec laquelle les os se nécrosent. Les complications locales sont fréquentes, ce sont la méningite, la phlébite des sinus. Le diagnostic est à faire avec l'ostéite tuberculeuse et l'ostéite syphilitique; elle s'en différencie par la rapidité de l'évolution et par les phénomènes généraux. Il est à noter que souvent le traumatisme intervient dans l'étiologie, et comme il s'accompagne d'une plaie légère, on pense souvent à une méningite par propagation (Lannelongue, Reissner[1]). L'affection est très grave, le plus souvent mortelle, et doit être traitée d'emblée par la trépanation pour prévenir la propagation de l'inflammation à la dure-mère d'abord, puis aux deux autres enveloppes de l'encéphale.

---

1. Reissner : Zur Frage der intermediären Trepanation bei Osteophlebitis Cranii. *Beitrage zur klinische Chirurgie*. 1892, p. 525.

Pour faire une désinfection suffisante du foyer et prévenir les complications cérébrales, il faut réséquer avec la pince-gouge les parties malades (G. Marchant).

Au niveau de l'apophyse mastoïde, on note fréquemment : 1° ce que notre excellent maître, le professeur Duplay, a appelé l'ostéopériostite, qui vient du conduit auditif externe par propagation puisqu'il y a continuité entre le périoste qui revêt la paroi osseuse du conduit et celui qui recouvre l'écaille et les parties osseuses autour de l'oreille; 2° la mastoïdité ou mieux l'ostéomyélite de l'apophyse mastoïde. Dans le premier cas, le sillon qui sépare le pavillon de l'apophyse mastoïde est disparu. Les deux lésions peuvent se compliquer de méningite. *A la face*, Frohner a signalé un cas d'ostéomyélite des os nasaux. Au niveau du maxillaire inférieur, les séquestres sont souvent volumineux; l'infection est souvent intense, car par la bouche se surajoutent des agents infectieux; aussi la phlébite et la pyohémie ou infection purulente caractérisent souvent cette localisation ostéomyélitique. La porte d'entrée par une dent cariée, par un bord alvéolaire osseux mis à nu après une avulsion dentaire, est évidente.

La nécrose du maxillaire inférieur est assez fréquente après les fièvres éruptives; aussi lui a-t-on donné le nom de nécrose exanthématique (Salter). La nécrose occupe tantôt le rebord alvéolaire, tantôt toute la portion horizontale ou toute la branche montante ou toute une moitié de l'os maxillaire, comme dans un cas que nous avons observé à l'hôpital Trousseau en 1890.

Gangolphe rapporte que, dans le pus provenant d'ostéites avec séquestres de la machoire inférieure, on a souvent constaté l'existence d'amibes.

L'ostéomyélite des côtes a été étudiée par Berthomier

Haslé et Regnier. Une seule côte est le plus souvent prise et la lésion siège aux extrémités antérieure ou postérieure, l'abcès sous-périostique est sus ou sous-costal et, dans un cas rapporté par Haslé, il avait fusé jusque dans le tissu cellulaire périrénal. L'abcès sous-costal peut donner lieu à tous les symptômes d'une pleurésie. Celle-ci peut disparaître après la résection de la côte (Régnier). Les complications pleurales n'ont pas été observées dans les cas rapportés. Le diagnostic est en général facile, l'incision suffisante et la trépanation de l'os inutile, mais si l'affection se prolonge, la résection d'un fragment de côte sera nécessaire (Haslé).

M. Barillet a également étudié l'ostéomyélite aiguë des côtes; il admet les deux foyers, l'un antérieur ou chondro-sternal et saillant en avant; l'autre postérieur au niveau de la tête de l'os faisant saillie du côté de la cavité pleurale et présentant tous les signes stéthoscopiques d'un épanchement pleurétique circonscrit. Les deux foyers communiquent entre eux par la face interne de la côte. Dans le cas d'un foyer unique développé à la paroi postérieure de la côte, l'ostéomyélite peut, surtout les premiers jours, simuler absolument un épanchement pleurétique et compliquer le diagnostic. Ces signes stéthoscopiques sont naturellement intimement liés à la tension et à la résistance des parties molles qui ferment l'espace intercostal. Dès que ces parties molles, par le fait d'une intervention, par exemple, sont distendues, tous les symptômes pseudo-pleurétiques disparaissent de suite.

L'ostéomyélite de l'omoplate ne présente rien de particulier; aussi nous ne faisons que citer les observations de Lannelongue, Ollier, Marjolin, Jones, Billroth, Poncet,

Bergmann, Volkmann, Hashimoto, Mikulicz, Brighmann, Bœckel, Frohner).

Notre regretté collègue et ami, Laurent Préfontaine, avait bien voulu nous communiquer sa thèse, non encore éditée, sur l'*ostéomyélite aiguë du bassin*. Voici les données générales de son remarquable travail. L'ostéomyélite du bassin est assez rare; elle a été bien étudiée par Lannelongue, Guilloud, Fleury, Secheyron. Les causes sont les mêmes que pour l'ostéomyélite en général. Avec M. Guilloud, on peut distinguer : 1° les ostéomyélites prépubertiques, et dans ce cas c'est surtout autour ou au centre de la cavité cotyloïde qu'on les observe, et 2° les ostéomyélites postpubertiques, et, dans ce cas, c'est surtout au niveau de la crète iliaque qu'elles se développent. Ces ostéites marginales sont rares chez les enfants.

L'anatomie pathologique offre une particularité intéressante, c'est la tendance des lésions osseuses à rester localisées au point de vue de l'os, mais pas au point de vue des parties molles voisines, car on note souvent les arthrites coxo-fémorales, sacro-iliaques et des fusées purulentes intra ou extra-pelviennes. Ces fusées sont plus rares si l'affection siège au niveau de l'ischion. Si elle siège au niveau du pubis, on note des collections dans la cavité de Retzius, fosse iliaque, trou obturateur, vessie, etc. Dans une observation personnelle, Laurent Préfontaine signale une ulcération de l'artère fessière dans un cas de lésion siégeant au niveau de l'épine sciatique.

Dans les cas d'ostéomyélite suivie d'hyperostose autour de la cavité cotyloïde, on voit des stalactites osseuses repousser les vaisseaux fémoraux et les rendre tout à fait superficiels et, de plus, ankyloser complètement l'articulation, comme nous l'avons observé chez un malade de notre excellent maître, M. Le Dentu, à l'hôpital Necker.

Les symptômes ne présentent rien de spécial sauf l'étendue des fusées purulentes que nous avons signalées. Les complications sont fréquentes, toujours à cause de celles-ci; signalons les arthrites suppurées de la hanche et de l'articulation sacro-iliaque, les abcès de la fosse iliaque, les perforations intestinales, la péritonite, dans un cas que nous avons observé, le phlegmatia alba dolens, etc.

L'ostéomyélite du pubis peut donner lieu à des symptômes urinaires. L'ostéomyélite de l'ischion n'a rien de spécial. Les ostéomyélites cotyloïdiennes sont intra ou péri-cotyloïdiennes. Ce sont les symptômes d'arthrite qui dominent. Le diagnostic avec la coxotuberculose sera difficile parfois. Quant à l'ostéomyélite de la crête et des épines iliaques et sciatiques, leur siège seul indique quelques symptômes locaux spéciaux à cause de la direction que prennent les fusées purulentes.

Le diagnostic dans ces différentes localisations sera assez souvent tardif et difficile. L'âge du sujet devra attirer l'attention. On croira souvent avoir eu affaire à une coxalgie aiguë (Guilloud et Girard), à un phlegmon de la fosse iliaque, à un psoïtis et les hyperostoses consécutives, si la mort n'est pas survenue, feront faire le diagnostic rétrospectif. Le diagnostic avec l'ostéomyélite tuberculeuse sera souvent difficile, car les symptômes peuvent être les mêmes, d'autant plus, en outre, que, dans les cas d'ostéomyélite aiguë de croissance, la terminaison par la tuberculose pulmonaire est fréquente. Le pronostic est donc grave, et, ici comme ailleurs, le traitement classique devra être précoce autant que possible.

L'*ostéomyélite de la rotule* a été notée deux fois par
M. Lannelongue. Les faits rassemblés par François dans
sa thèse montrent que cet os peut être nécrosé en partie
ou en totalité; l'envahissement articulaire n'est pas une
conséquence forcée de la nécrose totale. La zone cartilagineuse postérieure protège l'articulation, ainsi que cela
résulte des faits observés par Ollier, Bœckel. Nous avons
observé un fait analogue dans le service de notre maître,
Le Dentu, en 1892.

Au *calcanéum*, l'ostéomyélite siège à la partie postérieure ou juxta-épiphysaire (Ollier).

L'*ostéomyélite vertébrale* date du mémoire de M. Lannelongue de 1879 et de la thèse de son élève Cadeilhan
(1880); depuis, plusieurs observations ont été publiées
par M. P. Poirier, Colomiatti, Ballance, Lopez, Alonzo,
Deaver, Chipault et Tournadour. Ce dernier, dans sa
thèse, distingue plusieurs variétés comme siège; ce sont
l'ostéomyélite des arcs postérieurs et l'ostéomyélite des
corps vertébraux. Au niveau de l'arc postérieur, les symptômes sont ceux de l'abcès ostéomyélitique; l'immobilité
sur les parties sous-jacentes, le bourrelet périphérique
(signe d'une grande valeur), montreront qu'il ne s'agit
pas d'un simple phlegmon des parties molles; la rigi-
dité de la colonne vertébrale, les douleurs à la pression des apophyses épineuses ou des apophyses articulaires localiseront le mal à la colonne vertébrale. Son
évolution aiguë, la coïncidence des phénomènes généraux
graves, parfois d'autres accidents ostéomyélitiques en des
points différents du squelette prouveront la nature spéciale de l'affection et éviteront de la faire confondre avec
le mal de Pott postérieur à marche lente et plus localisé.

Cependant la période aiguë d'une ostéomyélite des arcs

postérieurs passée, lorsque avec ou sans séquestre, avec ou sans hyperostose, l'affection est devenue de l'ostéomyélite prolongée, le diagnostic avec la tuberculose sera difficile.

Au niveau du corps des vertèbres, l'affection est plus fréquente. A la forme aiguë, en nous basant sur la forme des lésions, nous décrirons deux types : 1° le type de périostite phlegmoneuse diffuse où les lésions paraissent superficielles, et 2° le type de panostéite, de véritable ostéite juxta-épiphysaire où tout est malade, la moelle sous-périostée et la moelle intracanaliculaire.

Les symptômes sont ceux de toute ostéomyélite, masqués par la profondeur des lésions et aggravés par les complications médullaires. Au cou, nous voyons rarement l'abcès gagner en arrière; il fuse plus volontiers dans les creux sus-claviculaires; au dos, ou bien il passera en arrière avec les côtes et deviendra postérieur, ou bien il gagnera en avant, refoulera la plèvre ou l'ouvrira, déterminant soit un épanchement pleurétique de voisinage, soit une pleurésie purulente suraiguë; parfois même, pénétrant dans les bronches, il détermine une vomique.

Aux lombes, l'abcès vient faire saillie en arrière en dehors des muscles de la masse sacro-lombaire ; la dilatation des veines superficielles attirera l'attention. Le pus au lieu de venir pointer en dehors de la masse sacro-lombaire peut passer par l'échancrure sciatique, apparaître à la fesse, descendre dans la cuisse. Il en sera de même si la lésion siège sur les corps vertébraux sacrés. Dans ces cas, l'origine des collections et l'os malade sont difficiles à trouver et l'on a pu confondre l'ostéomyélite vertébrale avec une coxalgie à évolution aiguë, une ostéite de l'os iliaque, etc.

Quand l'ostéomyélite rachidienne devient prolongée, le diagnostic avec la tuberculose sera difficile.

Dans deux observations de M. Chipault on nota dans le premier cas le staphylococcus aureus, dans le deuxième le streptocoque pyogène puerpéral. Dans une observation d'ostéomyélite à streptocoque d'origine puerpérale, M. Lannelongue nota des lésions du sacrum.

L'incision par une voie directe ou indirecte sera le traitement chirurgical, parfois difficile, de cette infection osseuse.

Revenons maintenant à l'étude de l'ostéomyélite en général, et, pour terminer la description de la période d'état, disons que des infections ostéomyélitiques secondaires peuvent se développer le plus souvent vers la fin du premier septénaire, siégeant indistinctement sur tous les os, mais surtout sur la clavicule, le péroné ou les maxillaires inférieurs (Lannelongue).

On peut noter des poussées successives d'ostéomyélites se produisant sur un même os, elles peuvent donner naissance à plusieurs abcès sous-périostiques ; cela se voit surtout au péroné. Ces poussées inflammatoires successives peuvent propager le mal à travers toute l'étendue de la diaphyse, d'une épiphyse à l'autre, constituant ainsi l'ostéite bipolaire (Ollier) fréquente au niveau du tibia.

Période terminale.

Dans les formes bénignes, l'affection marche vers la guérison. Celle-ci peut survenir sans esquille, sans nécrose. Le périoste se recolle. Aux stries rosées et aux taches rougeâtres succèdent des sillons ou des dépressions profondes. De petites ouvertures apparaissent à leur niveau par où passent des bourgeons charnus qui s'étalent et recouvrent la portion d'os primitivement dénudée. Cet os se résorbe et se trouve remplacé par un os sain, par un mécanisme encore obscur.

La guérison par ce procédé heureux est rare. Le plus souvent il y a nécrose dont l'étendue est souvent difficile à prévoir. Dans les cas simples, des adhérences se forment entre les parois du foyer et la surface dénudée; la plaie diminue d'étendue, se réduit à un trajet qui reste fistuleux ou se cicatrise très aisément. Un peu plus tard, une esquille se détache et se présente spontanément. Deux ou plusieurs esquilles peuvent ainsi succéder à la première.

Dans les formes très graves, la marche peut être foudroyante par la gravité des symptômes généraux et par le fait de l'infection générale, et cela avec une lésion locale peu étendue (Lannelongue). Kraske, Le Fort, Ollier, Gangolphe, ont rapporté des cas analogues.

Dans les cas plus compliqués, des décollements épiphysaires ou des séparations diaphyso-épiphysaires peuvent se produire et d'une façon très insidieuse dans l'intervalle de deux pansements, comme dans un cas que nous avons observé à l'hôpital Trousseau dans le service de M. Lannelongue, remplacé par notre excellent maître, M. Jalaguier. Le siège de prédilection de ces décollements est le même que celui de l'ostéomyélite, c'est-à-dire l'extrémité supérieure du tibia et l'extrémité inférieure du fémur. L'épiphyse décollée peut être éliminée ou disparaître par résorption, s'il y a en même temps arthrite suppurée, sinon la consolidation se produit.

D'autre part, une diaphyse entière peut avoir perdu ses connexions épiphysaires et la plus grande partie de ses rapports avec le périoste, mais comme, concurremment à la démarcation de la nécrose, il se fait avec activité une réparation qui dissimule l'étendue des désordres, il ne faut pas être tenté d'en pratiquer l'élimination artificielle (Lannelongue).

Un nouvel os, puisant son origine à des sources multiples, aux épiphyses et dans les points intermédiaires, dans le périoste décollé, va recouvrir plus ou moins complètement la diaphyse nécrosée. Celle-ci sera dès lors séquestrée dans un os nouveau dont la texture se condensera chaque jour et une apparence de guérison semblera exister. La suppuration de la vaste cavité se réduira à celle de quelques trajets se rendant dans l'intérieur de cet os nouveau.

Les cas de nécrose de la totalité d'un os sont très rares. Les nécroses partielles de la diaphyse sont d'une observation journalière. On voit l'os dénudé se recouvrir de productions nouvelles osseuses, mais la suppuration persiste souvent très longtemps, bien que réduite à un ou plusieurs trajets fistuleux. Impuissante à éliminer les séquestres, grands ou petits, invaginés dans l'os nouveau, la nature aura désormais besoin du secours de l'art.

A l'extrémité inférieure du fémur, si fréquemment atteinte d'ostéomyélite, Ollier a indiqué un lieu d'élection pour les séquestres, c'est l'espace triangulaire délimité à la face postérieure du fémur par la bifurcation de la ligne âpre. On trouve souvent des séquestres compacts ayant la forme d'un V à sommet supérieur. La base du V répond à la ligne de conjugaison; c'est par là que l'articulation du genou est surtout envahie. La partie antérieure de la ligne conjugale qui répond au cul-de-sac sous-tricipital est aussi une voie par où s'opère l'invasion de la synoviale. Quoi qu'il en soit, ces séquestres fémoraux peuvent léser l'artère fémorale ou poplitée. Nous en avons observé un exemple dans le service de notre maître, le professeur Le Dentu. Ollier rapporte un cas analogue où l'amputation fut nécessaire.

A côté de cette forme clinique, la plus fréquente, quelques cliniciens, Gosselin surtout, ont décrit plusieurs variétés que nous allons envisager.

1re *variété : Ostéomyélite sans abcès ni nécrose.* — Le professeur Gosselin dit ne l'avoir observée que dans un cas, mais trois fois il a eu l'occasion d'en voir les conséquences tardives. Les symptômes généraux et les symptômes locaux sont ceux que nous avons déjà décrits, mais la maladie se termine sans la production d'abcès, ni de nécrose. La guérison a lieu et le malade ne conserve qu'une hyperostose quelquefois avec ankylose, si l'articulation voisine a été lésée. M. Humbert a également rapporté un cas où l'hyperostose, qui se compliqua d'une fracture spontanée, en imposa quelque temps pour un ostéosarcome du fémur.

Cette première variété clinique, comme le fait remarquer M. Kirmisson, est un degré très atténué de l'affection et son caractère infectieux est ici bien peu marqué, puisqu'elle n'aboutit pas à la suppuration. En résumé, il y a hyperostose sans suppuration.

2e *variété clinique : Ostéomyélite uniquement sous-périostée* (?). — Ici la suppuration se produirait uniquement entre la surface de l'os et le périoste (?). Le pus existerait seulement au niveau de la portion de la diaphyse qui est voisine du cartilage dia-épiphysaire, mais ce cartilage et l'épiphyse elle-même restent intacts. Après avoir duré un temps variable, la suppuration se tarit, le périoste se recolle et l'affection se termine sans la production de nécrose. Cette inflammation superficielle se distinguerait des ostéites plus profondes par une douleur moindre, une fluctuation très précoce, par l'absence du bourrelet périphérique terminant l'induration, l'absence de complications articulaires au début et tant que la maladie reste limitée; enfin possibilité de guérison sans nécrose ou après exfoliation d'un séquestre foliacé.

Ce serait la vraie périostite phlegmoneuse diffuse. Ce sont ces faits qui ont été objectés au professeur Lannelongue par MM. Berger, Marjolin, Tillaux, Verneuil, dans la discussion à la Société de chirurgie de 1879. Mais dans ces cas rapportés il était impossible de prouver qu'il n'y avait pas eu inflammation de la moelle du canal médullaire. Le savant chirurgien de l'hôpital Trousseau répondit à ces objections par des faits où l'affection, paraissant limitée au périoste, guérit temporairement sans nécrose, mais, 2 ans plus tard, il fallut ouvrir un abcès osseux contenant des esquilles.

A cette variété clinique on pourrait adjoindre les cas où la suppuration se produit uniquement à la surface externe du périoste entre lui et la couche musculaire et dans lesquels l'os n'est pas dénudé, c'est la périostite externe décrite par MM. Duplay, Gaujot, etc. Ces cas doivent être rares et souvent on trouvera un petit pertuis par lequel le pus communique avec la face interne du périoste et la surface de l'os dénudé (Lannelongue, Kirmisson).

3e variété clinique : Ostéomyélite séquestrante. — C'est la forme que nous avons prise comme type de notre description clinique. La maladie aboutit à la mortification d'une épaisseur plus ou moins considérable de la diaphyse et à la formation d'un séquestre.

4ᵉ variété clinique : Ostéomyélite dia-épiphysaire. — Ici le cartilage épiphysaire lui-même est lésé, parfois détruit, et l'articulation voisine est envahie par la suppuration.

5ᵉ variété clinique : Ostéomyélite avec décollement épiphysaire. — Nous avons vu qu'avec le professeur Lannelongue ce sont plutôt des séparations diaphysaires que l'on observe. Ici comme dans la variété précédente la gravité de l'affection tient à la suppuration de l'articulation voisine, à la formation d'une nécrose très étendue de la diaphyse et à la possibilité de complications septicémiques. A la hanche cette séparation diaphysaire est rapide (Lannelongue, Girard).

Telles sont les variétés admises par Gosselin. Ce sont plutôt des degrés de gravité croissante de l'affection, ou peut-être aussi des degrés de gravité croissante de l'infection, car la création de ces variétés paraît un peu factice.

Existe-t-il une forme où il y a nécrose sans suppuration? Cela est possible dans certaines formes atténuées où le microbe a pu déterminer une nécrose, mais n'a pas pu déterminer une diapédèse suffisante pour former un abcès.

A la rigueur on pourrait encore décrire une forme ankylosante de l'ostéomyélite; cela est vrai pour la hanche et pour l'extrémité inférieure du fémur.

D'après l'état général on a décrit une forme typhoïde de l'ostéomyélite, c'est celle où les symptômes généraux sont prédominants. La fièvre est intense, le pouls fréquent et petit, la céphalalgie violente, la soif très vive, la langue sèche; la stupeur et le délire complètent la scène pathologique.

Au point de vue de l'infection, il y a la forme hypertoxique, c'est celle qui tue sans que la suppuration se soit produite, mais la moelle osseuse pullule de staphylocoques (Reynier).

Il faut distinguer ensuite la forme toxique d'intensité moyenne, c'est celle qui s'accompagne de suppuration et de nécrose.

Enfin on peut distinguer des formes atténuées; ici la marche de l'affection est subaiguë. Ici, ou bien il n'y a pas de suppuration et le tissu médullaire contient peu de microbes; ou bien cette suppuration est légère. Nous reviendrons plus loin sur ce point.

Il y aurait lieu de se demander enfin si à l'intensité de l'infection répondent l'intensité et l'étendue des lésions, comme à la variété d'agents microbiens répondent des variétés cliniques et anatomo-pathologiques.

CHAPITRE V

Complications immédiates et consécutives précoces.

Complications immédiates locales : séparation des diaphyses.
— Décollements épiphysaires. — Fractures spontanées. —
Luxations pathologiques. — Lymphangites. — Phlegmons
diffus. — Arthrites suppurées; leurs variétés. — Embolies
veineuses. — Embolies graisseuses. — Endocardites, péricardites, néphrites. — Épuisement. — Anémie pernicieuse.
Complications consécutives précoces. — Hyperaccroissement ;
hyperostoses, atrophies, luxations pathologiques. — Abcès
consécutifs précoces. — Nécroses consécutives précoces.

Complications immédiates locales. — La séparation diaphysaire siègeant au-dessous du cartilage dia-épiphysaire
existe souvent sans arthrite. Elle se fait dans le cours du
2e mois et, reconnue au milieu des désordres qui tiennent
à la suppuration, elle surprend toujours quelque peu.
Elle se traduit par une attitude nouvelle de la section du
membre où elle s'est opérée; celui-ci obéit à la pesanteur
ou à l'action musculaire. Chaque région comporte donc
une attitude variable. On croirait volontiers à une luxation, mais le siège exact de la mobilité anormale, la sen-
sation d'un frottement dur et sec, la crépitation, feront
le diagnostic.

La régénération osseuse rétablit la continuité de l'os et

la diaphyse échappe à la nécrose dans les cas heureux.

Les décollements épiphysaires sont beaucoup plus rares qu'on ne le croit généralement. Dans ses observations personnelles, M. Lannelongue a noté que, dans la plupart des cas, la séparation ne s'était pas effectuée à proprement parler ; la destruction du cartilage conjugal ne permettait qu'un jeu des deux parties et n'avait pas abouti à une désunion absolue. Les décollements les plus complets sont ceux de l'extrémité supérieure du fémur. L'existence d'une arthrite suppurée, d'une déformation considérable dans la jointure elle-même, font penser à ce décollement. La présomption s'entourera de probabilités plus grandes si le membre prend une attitude nouvelle inexplicable avec les rapports nouveaux des surfaces articulaires. Enfin, s'il est possible de constater la mobilité anormale au niveau exact de la continuité de la diaphyse et de l'épiphyse, le diagnostic sera indéniable.

Les signes des fractures spontanées sont faciles à constater. On note une mobilité anormale survenue après le moindre effort, le membre est incapable de remuer ; la crépitation, la déformation consécutive, les trajets fistuleux conduisant vers un gros foyer nécrotique, font facilement reconnaître la lésion dont la guérison est possible, même fréquente.

Ces fractures spontanées sont graves lorsqu'elles se produisent au milieu d'un foyer purulent, car elles peuvent se compliquer de septico-pyohémie (Ollier).

Le professeur Lannelongue a étudié le mécanisme des luxations pathologiques dans les ostéomyélites. Dans un cas siégeant à la hanche, il nota comme lésion à l'autopsie une diminution de volume de la tête fémorale, un agrandissement du cotyle par ulcération de son bord postérieur, une destruction partielle de la capsule qui était ulcérée à ses attaches surtout en arrière et enfin une disparition totale du ligament rond. On ne saurait réaliser des conditions plus avantageuses pour la production d'une luxation pathologique. Quant au sens du déplacement, il était dicté en quelque sorte par le siège des ulcérations capsulaires et par l'ulcération du cotyle ; il a suffi, étant données ces altérations, d'une attitude physiologique un instant favorable, comme la flexion de la cuisse combinée avec la rotation en dedans. Or, l'articulation étant pleine de pus, cette attitude a dû certainement se produire par le fait de la présence d'un liquide intra-articulaire, tout comme aussi les mouvements du sujet dans son lit auraient pu amener le même résultat.

En somme, la luxation ne peut être produite par l'action musculaire seule, il faut qu'il y ait une lésion préalable et parfois étendue des surfaces articulaires et de l'appareil ligamenteux. M. Le Dentu, également dans un cas de luxation spontanée suivie de résection, constata ces lésions osseuses.

Le professeur Verneuil explique ces luxations par les altérations des parties molles avec relâchement de la capsule, par les ulcérations des os et enfin par les attitudes vicieuses résultant de contracture musculaire.

Dans l'ostéomyélite à staphylocoques, les ganglions dépendant de la lésion locale sont intacts, à moins de lymphangite partant des bords de la plaie.

Au pourtour de la plaie, en effet, existe toujours une certaine rougeur simplement érythémateuse. Dans quelques cas d'ostéomyélites à staphylocoques on voit parfois partir des bords de la plaie une rougeur lymphangitique simulant très bien un érysipèle. Tantôt il s'agit en effet d'une infection streptococcienne venue du dehors par le fait du pansement. Mais est-ce toujours du dehors que viendra la cause de cette légère complication? Ne peut-il pas y avoir une infection endogène ?

Parfois l'ostéomyélite peut se compliquer de phlegmons diffus, toutes les parties molles étant envahies par la suppuration qui marche avec rapidité et présente les caractères de la suppuration du plegmon diffus (Lannelongue).

Les arthrites suppurées, à proprement parler, ne sont pas une complication, c'est un symptôme quand le cartilage dia-épiphysaire est en partie ou en totalité intra-articulaire. Depuis la simple hydarthrose dite de voisinage, jusqu'à l'arthrite suppurée la plus phlegmoneuse, tous les degrés intermédiaires ont été observés. Il s'agit en somme d'une infection par voisinage et les variétés observées dépendent probablement de la virulence de l'agent microbien provocateur.

Complications immédiates générales. — La septicémie et ses conséquences sont fréquentes. Les symptômes surviennent souvent de bonne heure. Parfois au bout du 5e ou du 4e jour des pneumonies bâtardes se développent et emportent le malade. A distance, des arthrites suppurées, autrefois dites métastatiques, se développent, c'est l'infection purulente avec tout son cortège, abcès articulaires, cellulaires, viscéraux (poumon, rein, foie, cerveau), endocardites (Campenon), « comme dans les états les plus infectieux » (Lannelongue, 1879), péricardites, phlébites, embolies graisseuses dans les vaisseaux des poumons (Flournoy).

Cette question de l'embolie graisseuse est très intéressante. Elle fut étudiée surtout dans le cas de fracture simple ou compliquée par Zenker, Wagner, Busch, Cerny, Hahn, Bergmann, Flournoy. Ce dernier auteur déterminait des embolies graisseuses du poumon après fracture du crâne chez le lapin. M. Déjerine[1] ne les a pas observées dans les cas de fracture simple; mais, dans les cas de fracture compliquée, ces embolies graisseuses sont fréquentes. Pour les produire à coup sûr il fallait déterminer une certaine pression de la moelle dans le canal médullaire à l'aide d'une tige de laminaire. M. Déjerine a surtout insisté sur le rôle de la moelle osseuse dans des ostéomyélites expérimentales compliquées d'embolies graisseuses pulmonaires.

E. Meeh[2] a fait une critique très serrée des cas considérés comme des embolies graisseuses. Celles-ci sont fréquentes dans les cas de fracture, mais pour qu'elles soient mortelles il tend à penser qu'il faut qu'elles soient septiques. Nous n'avons pas trouvé de faits cliniques où cette embolie graisseuse ait été signalée dans l'ostéomyélite de croissance chez l'homme; cependant il doit en exister des observations.

Les lésions du rein expliquent la fréquence de l'albuminurie (Verneuil, Mouret). Comme infection à la fois locale et générale, signalons la septicémie gazeuse (Lannelongue).

A la période terminale de l'ostéomyélite les longues suppurations déterminent un affaiblissement général du malade et parfois la mort par épuisement et état amyloïde des principaux viscères.

Knott a rapporté un cas dans lequel le malade présentait

1. Déjerine. *Société de biologie*, 22 février 1879.
2. Meeh. *Beitrage zur klinische Chir.*, 1892, p. 421.

les symptômes d'une anémie pernicieuse ; or, à l'autopsie, on constata une ostéomyélite de plusieurs os.

Complications consécutives précoces. Hyperaccroissement et hyperostoses. — Lorsque le cartilage conjugal a été conservé, il peut être irrité pathologiquement et réagir comme dans les cas d'irritation expérimentale (Ollier). Pendant sa convalescence, l'enfant se plaint de douleurs intermittentes occupant la partie autrefois malade ; ce sont des élancements, comme des piqûres profondes, des brûlures. Elles surviennent surtout la nuit et sont quelquefois calmées par le mouvement. Ces douleurs occupent une partie de l'os d'un volume exubérant ; la pression avec le doigt réveille la douleur, la rend intolérable. Le membre a subi une légère atrophie, ses parties molles sont flasques, le système pileux est très développé, les veines sous-cutanées sont très dilatées. L'augmentation du volume de l'os a lieu en circonférence et en longueur ; elle occupe non seulement la partie où se localisait l'ostéomylite, mais aussi les régions voisines, où elle se propage peu à peu. Elle porte sur le corps de l'os en s'étendant plus ou moins vers l'épiphyse. Les éminences apophysaires, condyles ou apophyses, présentent de plus grandes proportions et, tandis que la partie intra-articulaire conserve la même configuration, la partie extra-articulaire devient plus longue, plus épaisse. Chaque diamètre en un mot prend sa part d'accroissement.

La continuité entre l'épiphyse et la diaphyse se fait par un cylindre plein d'un volume régulièrement décroissant. Quelquefois le gonflement d'une épiphyse n'est que partiel, l'affection s'étant localisée en un point.

Dans les premiers mois qui suivent la guérison, une

guérison apparente d'ailleurs, le tissu osseux de ces hyperostoses n'a pas encore acquis la densité qu'il aura définitivement plus tard; il peut devenir alors comparable à de l'ivoire (Lannelongue).

La coexistence de phénomènes douloureux, de poussées congestives, révèle la persistance d'un travail inflammatoire, d'une ostéite raréfiante ou condensante longtemps après la guérison apparente. Cette ostéite peut se terminer par la formation d'un abcès osseux qui ne donne lieu à des symptômes que longtemps après la poussée d'ostéomyélite, mais ils peuvent être précoces. Le siège de ces abcès précoces est une épiphyse dont la forme est modifiée, et le volume augmenté; l'abcès siège encore dans la partie de la diaphyse hyperostosée qui se continue avec l'épiphyse. Ces abcès consécutifs précoces seront généralement libres de toute communication avec le canal médullaire. Quelquefois l'abcès précoce s'ouvre à la surface de l'os par une ouverture spontanée, véritable trépanation naturelle, l'abcès se vide, se remplit de bourgeons, mais, les parois ne pouvant se rapprocher, la durée de la suppuration est indéfinie.

Cette ostéite consécutive se termine le plus souvent par nécrose. Il se forme autour du séquestre une suppuration qui l'isole, un abcès se forme dans les parties molles et il en sort une esquille, et le fait se reproduit à des intervalles plus ou moins éloignés. La circonférence de l'os s'accroît de plus en plus, de même que sa longueur; pendant longtemps, même quand la croissance est terminée, ces hyperaccroissements déterminent une augmentation de longueur de l'os, d'où une claudication pour le membre inférieur ou une déviation en valgus pour le genou, pour le pied, etc. Quand deux os sont disposés en attelle (cubitus et radius, tibia et péroné), l'augmentation de longeur de l'un détermine des luxations de l'autre, des disjonctions épiphysaires, des incurvations, etc.

Ces abcès et ces nécroses peuvent aussi se produire tardivement; nous les étudierons donc de nouveau avec une complication tardive de l'ostéomyélite appelée ostéomyélite prolongée.

Quand le cartilage dia-épiphysaire est détruit, c'est un arrêt de la croissance de l'os que l'on observe; fait rare, étant donné que l'ostéomyélite développe dans l'os une activité néoformatrice, près ou loin du cartilage dia-épiphysaire et en dehors de son intervention.

Pendant les longues périodes qui correspondent à la démarcation de la nécrose et à l'élimination des séquestres, un os nouveau se constitue de toutes pièces. Il est inégal, irrégulier, plus volumineux que l'ancien, trop épais, trop long pour le membre; l'épiphyse est hyperostosée, d'où des attitudes vicieuses, des subluxations, comme, quand il n'y a [pas eu nécrose, des ankyloses à angle aigu.

Disons enfin que le trajet fistuleux peut se tuberculiser au dire de Kraske, qui en aurait observé deux exemples. La dégénérescence épithéliomateuse des trajets ou cloaques a aussi été observée (Nicoladoni, Poncet).

CHAPITRE VI

L'ostéomyélite aiguë présente donc plusieurs degrés dans sa marche. Tantôt celle-ci est suraiguë, foudroyante et la mort peut survenir en 36 heures et même moins. Tantôt la marche est simplement aiguë et, pour adopter une moyenne, la période de début dure 2 ou 3 trois jours et aussitôt apparaît l'abcès sous-périostique. Si le traitement a été précoce et la vitalité de l'os peu atteinte, la guérison survient dans l'espace de 1 ou 2 mois.

Dans d'autres cas plus fréquents et en rapport avec une infection plus grave peut-être, la marche est pour ainsi dire subaiguë. Ce sont les cas où la vitalité de l'os a été atteinte et où des séquestres se sont formés, et prolongent la suppuration jusqu'à l'élimination naturelle et chirurgicale.

Ces cas sont assez fréquents et la durée de la maladie varie entre 6 mois et 1 an.

Cette marche subaiguë est un acheminement vers la marche chronique prolongée que nous étudierons plus loin.

La terminaison de la maladie est donc variable. Dans les cas mortels, la mort survient par infection générale.

soit aiguë au commencement de la maladie, soit chronique dans les cas où la suppuration prolongée détermine la mort par septicémie.

Dans les cas heureux, la guérison survient plus ou moins rapidement. Cette guérison sera tantôt définitive. Tantôt, au contraire, elle sera temporaire et le malade présentera, plus ou moins longtemps après une poussée aiguë et une guérison apparente, plusieurs poussées successives, soit au niveau de sa lésion primitive qui est restée infectée, soit en un autre point du squelette. Nous reviendrons sur ce point à propos de l'ostéomyélite prolongée. Quand la suppuration persiste longtemps après la première intervention, il n'y a peut-être pas toujours un séquestre au bout de la fistule osseuse. En effet, dans quelques cas que nous avons observés à l'hôpital Trousseau, M. Jalaguier nous fit remarquer qu'on tombait parfois, après trépanation et évidement, sur un tissu médullaire congestionné et grisâtre par places, mais sans apparence d'abcès, ni de séquestre. Cette altération de la moelle infectée suffisait pour entretenir la suppuration.

CHAPITRE VII

Diagnostic.

Fièvre typhoïde. — Méningite. — Fièvre éruptive. — Rhumatisme articulaire aigu. — Fièvre de croissance. — Ostéomyélite tuberculeuse aiguë dia-épiphysaire. — Ostéomyélite syphilitique tertiaire, suppurée ou non suppurée. —
Contusion. — Fracture sous-périostée. — Lymphangite. —
Phlegmon diffus. — Ostéite névralgique. — Ostéosarcome.
— Ostéite rhumatismale. — Périostite blennorrhagique.

Chez un enfant pris de fièvre, de douleur et d'œdème
d'une région, il ne faut pas, en l'absence d'une affection
interne, hésiter à faire le diagnostic d'ostéomyélite pour
intervenir ensuite le plus tôt possible ; aussi le diagnostic
doit-il être aussi précoce que possible. Quand les phénomènes généraux sont prédominants on peut croire à
l'existence d'une *fièvre typhoïde* à cause de l'état typhique ;
à *une méningite* à cause de la céphalalgie interne ; à une
fièvre éruptive telle que *rougeole, variole, scarlatine,* etc.
Les cliniciens les plus consommés ont commis cette
erreur. Prévenus du fait, il faudra dans les cas suspects
examiner attentivement le squelette et surveiller tout
point douloureux à son niveau.

L'erreur de diagnostic la plus fréquente et commise
souvent dans les services de médecine, c'est de confondre
l'ostéomyélite avec le *rhumatisme articulaire aigu.* Dans
ce cas, il faut surtout attacher la plus grande importance
à la recherche méthodique de la douleur osseuse. M. Lan-

nelongue recommande de procéder doucement et avec lenteur en commençant à exercer la palpation loin de la partie malade, on habitue l'enfant à l'examen, on gagne peu à peu sa confiance et l'on arrive directement sur le point lésé. On constate ainsi que le maximum de la douleur répond bien à l'os lui-même et non à l'articulation voisine. D'ailleurs en soulevant le membre, les mouvements imprimés sans douleur permettent d'éliminer le rhumatisme.

Le diagnostic peut parfois être difficile comme dans un cas de rhumatisme avec luxation pathologique de la hanche, rapporté par M. Prengrueber.

Le diagnostic avec la *fièvre de croissance* est facile, tant que celle-ci reste limitée à des douleurs dia-épiphysaires s'accompagnant de fièvre légère, d'accroissement rapide de la taille, mais sans aucune tendance à la suppuration. Ce qui aidera au diagnostic, c'est que, dans la fièvre de croissance, les douleurs sont généralisées à presque toutes les épiphyses (Bouilly). Et cependant il existe des degrés intermédiaires entre la fièvre de croissance et l'ostéomyélite classique.

L'ostéomyélite tuberculeuse aiguë dia-épiphysaire présentant tous les symptômes de l'ostéomyélite à staphylocoque est encore à décrire. Cependant M. Poncet (de Lyon), cité par M. Condamin, rapporte l'observation d'un malade qui avait des hyperostoses fémorales consécutivement à une ostéomyélite aiguë de croissance. En opérant le malade on trouva des fongosités que les inoculations démontrèrent tuberculeuses.

L'ostéomyélite aiguë à bacille de la tuberculose est donc très probable. D'ailleurs M. Potherat a présenté à la Société anatomique un cas de tuberculose du périoste du

cubitus sans lésions de l'os, et simulant en tous points
une ostéomyélite tuberculeuse.

L'*ostéomyélite syphilitique tertiaire*, dont les lésions se
développent surtout au niveau du canal médullaire, n'a
pas un processus aigu. Si la lésion reste cantonnée dans
son lieu d'origine, ou bien elle s'entoure simplement d'une
coque fibreuse sclérosée, ou bien elle détermine du côté
de la diaphyse un degré variable d'hyperostose. Si l'ostéomyélite prend la forme diffuse, l'os nouveau loin d'être
éburné, solide, comme celui qui entoure les séquestres
de l'ostéite dite de croissance, est envahi par des traînées
gommeuses serpigineuses qui le trouent et le perforent
en tous sens. La rareté de la nécrose s'explique par
l'intégrité à peu près complète du système vasculaire.

Cette rareté des nécroses et cette absence générale de
suppuration constituent pour ainsi dire la caractéristique
des ostéites syphilitiques. Pour MM. Gangolphe et Condamin, dans les rares cas où l'on a rencontré du pus et
des séquestres, on avait alors affaire à une ostéite mixte
dans laquelle n'intervenait pas seulement la syphilis,
mais encore d'autres agents infectieux qui, trouvant là,
de par la syphilis, des conditions favorables de développement, puisqu'il y avait altération du tissu osseux, s'y
sont établis et ont évolué, comme partout ailleurs, c'est-
à-dire en produisant du pus et des séquestres.

Les affections syphilitiques pures en général ne suppurent pas. Ainsi, à la Société anatomique, M. Thibierge
a présenté les pièces d'un nouveau-né qui avait succombé
à une ostéomyélite fémorale, avec décollement épiphysaire. L'enfant était manifestement hérédo-syphilitique
et la lésion osseuse était probablement d'origine syphi-

litique ; le pus contenait d'ailleurs le staphylococcus pyogenes aureus.

Notre excellent maître, le professeur Duplay, nous a plusieurs fois signalé une de ses observations d'ostéomyélite aiguë survenue chez un syphilitique, et que le traitement par l'iodure de potassium améliora et guérit sans aucun doute.

En un mot, l'ostéomyélite syphilitique pure se diagnostiquera facilement. Quand elle sera compliquée par une infection surajoutée, elle rentre dans le cadre de l'ostéomyélite ordinaire. Il en est ainsi pour tous les accidents suppuratifs de la syphilis qui ont été signalés. M. Gangolphe a rapporté une observation d'ostéomyélite infectieuse évoluant en même temps qu'une ostéomyélite gommeuse chez le même individu. Dans tous les cas, quand la suppuration se produit, le pus est un liquide visqueux et les séquestres parcellaires (Perret).

L'existence d'un traumatisme antérieur pourrait faire croire à une *simple contusion* ou à une *fracture sous-périostée*. Chez l'enfant, il faudra se méfier, car ce traumatisme peut développer l'ostéomyélite et de bénin le pronostic devient grave.

La rougeur, le gonflement, peuvent faire croire, dans les cas légers, à une *simple lymphangite*; dans les cas étendus, au *phlegmon diffus*. La lymphangite se reconnaîtra à ses réseaux allongés, allant aboutir aux ganglions engorgés ; il y a une plaie comme porte d'entrée, d'où part la rougeur. Le gonflement est moins diffus, moins profond, les veines sous-cutanées ne sont pas dilatées.

Dans les phlegmons diffus, la douleur et les phénomènes généraux ne sont que consécutifs à la rougeur et au gonflement ; la douleur n'est pas osseuse, elle ne peut pas siéger au niveau de la région dia épiphysaire, il n'y a pas de porte d'entrée, les veines sous-cutanées ne sont pas dilatées, etc. Et cependant, dans le traité de Chassaignac, beaucoup de cas, décrits sous le nom de phlegmons diffus, ne sont que des ostéomyélites (Lannelongue). Inversement l'ostéomyélite peut se compliquer de phlegmons diffus (Lannelongue).

J'élimine, au point de vue du diagnostic, certaines ostéomyélites exceptionnelles, ostéomyélites morveuses, ostéomyélites actinomycosiques, ostéomyélite scorbutique, etc.

L'*ostéite névralgique* ne s'accompagne pas d'un symptôme inflammatoire aussi marqué, quelle que soit la nature de la névralgie osseuse : 1° compression des filets nerveux sains par la moelle hyperémiée, par du tissu osseux nouveau ; 2° compression des filets nerveux déjà atteints de névrite.

Nous sommes étonnés de voir plusieurs auteurs vouloir confondre l'ostéite névralgique avec les abcès des os ; il existe de nombreux cas et nous en avons observé un, où une trépanation pour ostéite névralgique n'a mis à découvert aucun abcès, ni aucune cavité suspecte ou faux abcès des os.

Dans cette vraie ostéite névralgique, il n'y a ni fièvre, ni phénomènes infectieux ou suppuratifs.

Dans quelques cas d'*ostéosarcome*, une élévation de température locale et générale a été observée. Estlander, Verneuil, Girard, en ont rapporté des exemples. Si, en même temps, la peau est rouge, distendue, les veines sous-cutanées dilatées, le membre gonflé par une compression veineuse, subite, faute de renseignements chez les enfants en bas âge, on pourrait croire à une ostéomyélité aiguë. Mais l'absence d'un foyer de suppuration fera bien vite reconnaître le diagnostic.

L'*ostéite rhumatismale*, admise autrefois, existe-t-elle?

M. Condamin, résumant le pour et le contre, admet son existence, surtout d'après l'observation de Cadiat. Ce qui la caractérise, c'est l'absence de pus pendant son évolution et l'absence de nécrose. Car les quelques exemples rapportés de rhumatisme, accompagné de nécrose de l'os, sont bien suspects d'ostéomyélite.

La *périostite blennorrhagique*, si elle existe, n'aboutit pas à la suppuration, mais à une simple périostose. L'existence d'une blennorrhagie ou d'une uréthrite antérieure chronique fera le diagnostic.

Quant au *diagnostic entre les ostéomyélites* à staphylocoques avec celles à streptocoques, ou à pneumocoques, nous y reviendrons à propos de la description de celles-ci. Disons, enfin, que nous ne pouvons faire ici le diagnostic qu'exigent les localisations particulières de l'infection osseuse à certains os situés au voisinage de certaines cavités telles que le crâne, le thorax, le bassin. Nous en avons déjà dit quelques mots plus haut.

CHAPITRE VIII

Pronostic.

Le pronostic immédiat est grave, parce qu'il dépend en partie, mais en partie seulement, du traitement. Il est des formes graves, foudroyantes, où, malgré une incision précoce, le malade est enlevé par la gravité de l'infection générale.

Mais si, par le fait de circonstances diverses, la suppuration est de longue durée, le malade épuisé peut être obligé de sacrifier le membre suppurant. Dans ces cas, le pronostic est encore en rapport avec la précocité de l'intervention.

Le pronostic éloigné est aussi à considérer car la guérison est parfois apparente; plus tard, en effet, des abcès tardifs, dus à l'infection prolongée du tissu médullaire, peuvent survenir et donner lieu à des accidents que nous allons étudier maintenant.

CHAPITRE IX

**Des complications éloignées ou ostéomyélite prolongée
ou retardée ou à répétitions.**

(LANNELONGUE ET COMBY)

Définition. — Historique. — Anatomie pathologique : hyperostoses tardives, partielles ou générales. — Accroissement de
l'os en longueur. — Abcès des os : développés pendant la
période aiguë et évoluant lentement ; abcès développés pendant la période chronique. — Faux abcès des os. — Nécrose.
— Ostéo-arthrite chronique plastique ankylosante. — Microbiologie des ostéites prolongées. — Symptômes. — Marche,
durée, terminaisons. — Complications locales : fractures.
— Arthrites chroniques ankylosantes. — Complications générales. — Diagnostic : diagnostic rétrospectif. — Exostose
de croissance. — Ostéosarcome. — Ostéite hypertrophiante,
dia-épiphysaire d'origine médullaire. — Syphilis héréditaire
tardive. — Ostéomyélite insidieuse tuberculeuse. — Ostéomyélite traumatique chronique prolongée.

Ce qu'il faut appeler ostéomyélite chronique, c'est la
longue persistance des fistules. Celles-ci sont entretenues
par une ostéite superficielle et s'accompagnent d'une
hyperostose véritable. En ce cas, il se fait peut-être une
exfoliation insensible; quelquefois un petit séquestre s'élimine; d'autres fois, c'est un séquestre plus grand, mince
et foliacé, ou bien un fragment assez volumineux de la

diaphyse. L'ostéomyélite doit être dite prolongée quand la guérison a été apparente et que plusieurs mois après, ou plus souvent plusieurs années après, une hyperostose, un abcès ou une nécrose se développe au même point ou au niveau d'un autre os du squelette.

C'est à juste raison que quelques auteurs donnent le nom d'ostéomyélite retardée à cette forme d'ostéomyélite. Il y a eu en effet assez souvent une première poussée aiguë peu importante, passant inaperçue parfois et c'est plus tard que les vrais accidents d'ostéomyélite apparaissent.

Entrevue par Gerdy, indiquée par Gosselin, c'est le professeur Lannelongue qui en fit une étude complète. Sous le nom d'ostéomyélite prolongée il faut donc comprendre avec ce savant maître, toute une série d'altérations : hyperostoses, nécroses, abcès, cavités, fistules osseuses, etc., qui sont le résultat de l'ostéomyélite aiguë ou d'un travail inflammatoire persistant longtemps après elle (Lannelongue et Comby). Comme on le voit, ces désordres sont aussi variés dans leurs formes anatomiques que dans leur expression clinique, mais ils ont tous le même lien originel; tous, ils sont la conséquence de l'inflammation aiguë et de l'effort réparateur qui se manifeste à la suite de cette inflammation. Ces accidents tardifs apparaissent parfois très tard parfois même à 70 ans (Lannelongue), l'affection ou mieux l'infection ayant pour ainsi dire sommeillé pendant plus d'un demi-siècle.

Anatomie pathologique de l'ostéomyélite prolongée.

Hyperostose tardive. — Elle résulte d'une néoformation osseuse et elle est constante et précoce dans l'ostéomyélite ; la rapidité de son apparition est telle qu'on voit dans la plupart des observations des productions osseuses nouvelles très peu de temps après la suppuration elle-même. Elle peut être partielle ou générale. (Lannelongue).

L'hyperostose partielle est tantôt limitée à une région de la périphérie osseuse, tantôt circonférencielle ; cette variété est la plus commune. Le plus souvent on la voit occuper la partie de la diaphyse qui confine à l'épiphyse, pouvant progresser, soit vers la tête, soit vers le corps de l'os. La forme de ces hyperostoses est des plus variées ; le plus souvent elles sont sessiles, parfois cependant pédiculées et pouvant simuler une exostose de développement par leur forme et leur situation. Quand elles sont irrégulières, ce sont des stalactites, ou des lamelles, ou des plaques plus ou moins larges ou épaisses qui tendent par leur réunion à engainer l'os ancien. Elles sont formées par du tissu compact de dureté de plus en plus grande et pouvant aller jusqu'à l'éburnation.

Dans les ostéomyélites de vieille date, ces hyperostoses partielles ont une large base, leur surface est irrégulière, semée de crêtes et de sillons, criblée d'orifices. Quand elles sont circonférencielles, elles donnent à l'os la forme d'un fuseau dont le renflement est quelquefois séparé de l'épiphyse par un véritable étranglement.

Sur une coupe on trouve des lésions de condensation et de raréfaction osseuse. La raréfaction peut aller en quelques points jusqu'à la formation de cavités régulières ou anfractueuses. Elle est donc éburnée ou spongieuse.

L'hyperostose peut s'étendre d'une façon régulière ou irrégulière à toute la longueur d'un os. En général, elle est inégalement distribuée. L'état vermoulu s'observe aussi ici ; cet état peut être très marqué et rendre l'os méconnaissable.

Des stalactites osseuses peuvent réunir deux os voisins ; ces stalactites peuvent contourner une coulisse tendineuse et la transformer en canal.

L'*accroissement de l'os* en longueur est fréquent et, quand un os voisin ne peut suivre ce développement exagéré, il en résulte des déplacements, des subluxations, des déviations du pied ou de la main, en une courbe sinueuse de l'os trop long. L'état de congestion habituelle du membre malade, l'existence de foyers juxta-épiphysaires latents en clinique, peuvent expliquer cet allongement atrophique. Parfois cet allongement porte sur un os voisin, c'est l'allongement hypertrophique symptomatique ou par congestion active d'Ollier ; « il serait le résultat de l'accélération de la nutrition dans un membre où la persistance d'un foyer inflammatoire sur un de ses segments amène une hyperthrophie partielle ou même générale de son squelette » (Ollier). Ce fait peut expliquer certaines inégalités des membres réputées congénitales.

Le *raccourcissement de l'os* est plus rare, il peut en résulter des inflexions exagérées, ou des redressements anormaux. Les coupes des hyperostoses générales présentent tous les états de raréfaction et de condensation osseuse. Sur une coupe transversale, si l'éburnation est totale, la surface est lisse et le canal médullaire a disparu. Si l'éburnation est seulement partielle on trouve des cavités plus ou moins irrégulières.

La *diminution de résistance de l'os*, déterminée par l'inflammation, peut entraîner comme conséquences des *décollements épiphysaires*, des *glissements épiphysaires*.

des incurvations diaphyso-épiphysaires et même de *véritables fractures.*

La médullisation résultant de la propagation de l'ostéite au tissu osseux juxta-épiphysaire mobilise l'épiphyse, si des couches osseuses sous-périostiques sécrétées en abondance ne viennent pas servir d'attelle extérieure. C'est là l'éventualité la plus fréquente, car habituellement cette disjonction n'est que temporaire et une virole périphérique sert à fixer les os (Ollier).

La plupart du temps le siège de l'ostéomyélite à la partie moyenne des os a eu pour conséquence leur allongement; aux extémités elle a produit le raccourcissement (Haaga).

Les parties en connexion avec l'os hyperostosé sont également souvent lésées, le périoste est épais, adhérent à l'os et à la peau, si l'os est superficiel; le tissu cellulaire, les muscles, les tendons sont également adhérents. Les insertions des tendons et des ligaments sont reportées de la surface de l'os primitif à la surface de l'os nouveau probablement par une ossification lente et progressive de fibres tendineuses. Les masses musculaires voisines sont atrophiées, la peau irritée, les poils très développés, tout le segment du membre présente une atrophie en masse. Le tissu conjonctif sclérosé peut dans certains cas limiter efficacement le processus pathologique. Les muscles, les aponévroses, les ligaments, enflammés chroniquement, peuvent être les premiers scléreux, atrophiés, les seconds épaissis et rétractés. Les vaisseaux, les nerfs sont habituellement respectés; toutefois, la phlébite n'est pas très rare. Les stalactites osseuses péri-articulaires peuvent aller d'un os à un autre et déterminer l'ankylose (Lannelongue).

Les modifications apportées dans la consistance du tissu osseux par le développement des phénomènes inflammatoires sont la cause de déformations bien mises en évidence par Ollier et plus récemment par Oberst[1].

Ce dernier auteur a réuni dans son travail des faits de Volkmann, Schede, Stahl, Diesterveg. La pesanteur, les contractions musculaires, peuvent déterminer l'affaissement, la déformation d'un segment du squelette. — Quand il y a eu un décollement épiphysaire il se crée une sorte d'articulation, une amphiarthrose (Ollier) qui permet aux parties disjointes de glisser l'une sur l'autre. — C'est ainsi qu'au genou, par exemple, on peut observer le déplacement en avant et surtout en arrière de l'épiphyse fémorale sur la diaphyse ; l'articulation reste absolument intacte. — L'inclinaison latérale de l'épiphyse peut même simuler jusqu'à un certain point le genu valgum ou le genu varum. Mais dans ce cas il est à noter que les formes, les dimensions et les rapports des surfaces articulaires n'ont pas changé. Le décollement épiphysaire peut parfois donner lieu à ce que Ollier a désigné sous le nom de « double genou », l'extrémité inférieure de la diaphyse fémorale surplombant la rotule.

Dans les os courts, les lésions sont les mêmes ; nous retrouvons ici les végétations osseuses, les éburnations superficielles et profondes, les raréfactions, les vermoulures. On ne trouve pas souvent ces grands séquestres, ces cavités purulentes qui se rencontrent dans les os longs, mais la suppuration est fréquente dans le tissu spongieux. Le fait s'observe souvent au calcanéum.

---

1. Oberst : Ueber Knochenverbiegungen bei akuter Osteomyelitis. *Schmidt's Jahrbücher*, 3, 245, 1890.

Dans les os plats, l'hyperostose peut être aussi partielle ou généralisée. On la rencontre au crâne, à la face, à l'omoplate, à l'ilium. Au crâne, M. Lannelongue signale des mamelons osseux, le même aspect chagriné, les mêmes états criblés, vermoulus, les mêmes éburnations et raréfactions des tables et du diploé.

Au niveau du maxillaire inférieur, l'hypertrophie limitée à un côté peut doubler ou tripler l'épaisseur de l'os normal. A l'omoplate, les ostéophytes nombreuses donnent parfois à l'os un aspect madréporique.

Toutes ces hyperostoses restent rarement simples ; elles se compliquent souvent de poussées inflammatoires qui ont pour conséquences la formation d'abcès, de fistules, de nécroses, ce sont les lésions d'ostéite fongueuse.

Abcès des os dans l'ostéomyélite prolongée. — Tantôt ils se forment dans la période aiguë, ce sont les abcès précoces déjà étudiés; tantôt, ils surviennent à une époque plus ou moins tardive, au centre des hyperostoses décrites ci-dessus. Les abcès nés dans la période aiguë peuvent s'enkyster et suivre une marche chronique. Ils siègent à peu près au centre de la portion juxta-épiphysaire; quand ils sont volumineux, ils peuvent déterminer des fractures spontanées ou des séparations diaphysaires. Quand l'abcès dure longtemps, les couches osseuses voisines sont condensées ; la surface se hérisse de mamelons, de stalactites, le périoste devient plus épais et plus adhérent; l'abcès, d'abord sous-périostique, devient intra-osseux par la formation de jetées osseuses. Si le malade survit, l'enkystement de l'abcès se fait peu à peu, l'hyperostose s'ajoute à l'abcès qui devient chronique.

Les abcès nés pendant la période chronique sont les

plus fréquents. Ce sont les abcès des os étudiés par David, Brodie, P. Broca, Ollier, Gosselin, Ed. Cruveilhier, Duplay, Golay. Pour P. Broca, ils sont intra-médullaires; pour Ed. Cruveilhier, ils sont extra-médullaires, c'est-à-dire en dehors du canal. Pour M. Lannelongue, ils peuvent se rencontrer dans tous les points de la diaphyse et des épiphyses.

Il faut évidemment distinguer l'abcès véritable des os formé de collections limitées de toutes parts et les faux abcès qui ne sont que des infiltrations purulentes du canal médullaire du tissu spongieux, décollant les cartilages épiphysaires et envahissant les articulations et les parties molles.

Le siège le plus fréquent, c'est le voisinage de l'épiphyse au centre ou en dehors du canal médullaire. On les observe aussi dans les os courts et plats dépourvus d'épiphyes. Ces abcès dans les os ont un volume variable, le plus souvent il n'y a qu'un seul abcès d'aspect variable. Depuis les abcès à contenu franchement purulent jusqu'aux pseudo-kystes des os, on trouve tous les intermédiaires (Lannelongue). Le pus est souvent très épais, caséeux; il peut renfermer des séquestres. Ces abcès peuvent être déshabités et ne contenir que des fongosités, ce sont les faux abcès (Gosselin); les lamelles osseuses périphériques sont raréfiées. Les articulations voisines de ces abcès osseux peuvent être le siège d'épanchements séreux ou suppurés.

L'abcès osseux dans son évolution gagne la surface de l'os, se vide et une fistule osseuse se produit. L'ouverture cutanée infundibuliforme est souvent entourée par des ostéophytes que l'irritation osseuse de voisinage a fait naître. Les fistules sont simples ou multiples; leur trajet rectiligne sanieux, quelquefois l'abcès se rétrécit et la fistule se termine en cul-de-sac. Des fractures spontanées peuvent se produire.

L'abcès peut évoluer vers l'épiphyse et déterminer, non plus une trépanation sous-périostique spontanée, mais une perforation du cartilage diarthrodial, d'où arthrite suppurée secondaire. La propagation articulaire peut se faire par les parties molles, par les culs-de-sac synoviaux.

Ces mêmes abcès se présentent dans les os courts et les os plats avec les mêmes particularités.

Nécrose dans l'ostéomyélite prolongée. — Pour les os longs, la nécrose tardive est fréquente dans l'ostéomyélite prolongée. La forme, les dimensions, le nombre, les rapports des séquestres varient à l'infini. Entre les séparations diaphysaires totales que produit parfois l'ostéomyélite aiguë et la poussière osseuse qu'on rencontre dans les cavités d'hyperostoses, on trouve tous les degrés intermédiaires. Le séquestre peut être épiphysaire, juxta-épiphysaire ou diaphysaire, superficiel ou profond, libre ou adhérent ou invaginé par l'os nouveau. Celui-ci est percé d'ouvertures, de cloaques dans lesquels le séquestre s'engage. Les solutions de continuité des séquestres donnent lieu parfois à des déformations, à des luxations du membre. Le séquestre est entouré par une cavité irrégulière, tapissée de fongosités. Il y a des séquestres étendus qui ont conservé la forme de l'os dont ils dépendent.

Dans les os plats, le séquestre est souvent très irrégulier, la nécrose peut être totale et le séquestre reproduit l'os ancien (maxillaire inférieur), ou bien elle est partielle ou irrégulière. Il en est de même pour les os courts (Lannelongue et Comby).

Enfin l'os nouveau, mal irrigué, peut s'infecter et se nécroser.

Dans l'ostéomyélite prolongée, comme dans l'ostéomyélite aiguë, les lésions de la septicémie et de la pyohémie peuvent s'observer.

Au point de vue de la physiologie pathologique de toutes ces lésions, tandis qu'il faut reconnaître que tous les éléments de l'os concourent à la réparation, les abcès, cavités et fistules osseuses sont déterminés par des phénomènes inflammatoires et surtout par la persistance de l'infection osseuse. Dans la nécrose, il faut tenir compte des lésions périostiques et de l'infection plus ou moins étendue, car on voit des dénudations osseuses très étendues n'être pas suivies de nécrose.

« Les inflammations aiguës des os ont sur celles des
« autres organes le fâcheux privilège de provoquer des
« désordres beaucoup moins vite réparés. Faut-il en
« chercher la raison dans une organisation impropre à
« faire naître une impulsion favorable à la réparation ?
« Non certainement, car pendant la longue durée de ces
« inflammations de très grands efforts se produisent sans
« cesse dans ce sens ; mais d'autres obstacles d'ordre
« mécanique, inhérents au support, à sa texture particu-
« lière, rendent ces efforts impuissants et amènent parfois
« un résultat inverse du but poursuivi. Sans ces diffi-
« cultés. l'évolution naturelle vers la guérison serait
« simple ; par elles l'affection prend le caractère d'une
« interminable durée » (Lannelongue).

L'ostéomyélite chronique juxta-épiphysaire non suppurée et caractérisée par une éburnation de l'os, peut donner lieu à des ostéo-arthrites chroniques, plastiques, ankylosantes, avec déformations des surfaces articulaires, sclérose des ligaments, de la synoviale; ces lésions ont été étudiées par Daniel Mollière, Gosselin, Tillaux, Kirmisson, Salmon, Lauthier, Wassilieff. Cette lésion articulaire peut très bien simuler une tumeur blanche, par l'hypertrophie des os, mais non par l'existence des fongosités, qui sont peu abondantes. Les douleurs sont très vives et forcent parfois même le malade à demander l'amputation.

Une des conséquences rares de la permanence des trajets fistuleux, c'est la dégénérescence épithéliomateuse de leur revêtement. Les bourgeons charnus deviennent cancéreux et le processus, qui a certainement son point de départ à la surface des téguments, pénètre jusque dans les cavités intra-médullaires. Aucune réaction périostique nouvelle ne vient révéler ce travail néoplasique; seules la présence d'une *sécrétion horriblement fétide malgré les lavages*, l'existence de bourgeons de mauvais aspect, d'une plaie cancroïdale, annoncent cette complication. Si l'on observe l'os malade, on trouve dans son intérieur un ou plusieurs *séquestres souvent noirs comme de l'ébène*, exhalant une odeur putrilagineuse. L'extension du processus est d'autant plus limitée que l'épithélioma (pavimenteux) s'enfonce dans des cavités intra-médullaires cloisonnées. Dans ces cas, l'amputation dans le segment malade, mais à une grande distance, peut suffire comme intervention radicale (Gangolphe).

Microbiologie de l'ostéomyélite prolongée. — Toutes ces lésions sont évidemment dues à la persistance de l'infection osseuse. M. Jaboulay, dans sa thèse, rapporte trois cas d'ostéomyélite prolongée, dans lesquels il a pu retrouver le staphylocoque, le cultiver et reproduire expérimentalement une affection analogue à l'ostéomyélite aiguë de l'homme. Nepveu, chez un malade du professeur Verneuil, a noté dans les abcès d'une ostéomyélite prolongée la présence du staphylococcus albus.

Ayant recueilli le pus de vieilles lésions datant de 25 à 50 ans, Rodet a reconnu l'existence du staphylococcus aureus qui a reproduit expérimentalement les lésions de l'ostéomyélite aiguë.

Le staphylocoque doré seul peut d'ailleurs donner naissance à des lésions chroniques dans les autres tissus; il peut déterminer des abcès froids dans le tissu cellulaire (Roger, Walther).

Dans ces ostéomyélites chroniques et prolongées, au microbe causal initial il peut s'en ajouter d'autres par infection, surajoutés et introduits pendant ou par les pansements. Ce serait peut-être là, dans certains cas, la cause de la prolongation de l'infection.

L'hypothèse d'une infection persistante après une première attaque d'ostéomyélite nous paraît plus probable que celle d'une seconde infection.

Symptômes de l'ostéomyélite prolongée. — Nous avons vu que l'ostéomyélite aiguë se termine très différemment : 1° par la mort; 2° par la guérison incomplète, nécessitant une intervention prochaine; 3° par la guérison avec une ou plusieurs fistules persistantes; 4° par une guérison définitive en apparence, car pendant une période qui s'étend de quelques mois à 50 ou 60 ans, c'est-à-dire pendant toute la vie, les malades sont exposés à des poussées tardives, à des ostéomyélites subaiguës ou chroniques, à des abcès, à des nécroses.

Dans les os longs, on voit se développer ces hyperostoses sur lesquelles nous avons déjà beaucoup insisté à propos de l'anatomie pathologique. A leur niveau les parties molles sont épaissies, œdématiées, adhérentes aux parties profondes, les veines sous-cutanées dilatées, la température locale est élevée, les poils hypertrophiés.

En général l'hyperostose siège au voisinage de l'épiphyse en regard de la lésion primitive, mais elle peut s'étendre plus loin vers la diaphyse et jusqu'à l'extrémité opposée, de sorte qu'on voit tout un segment de membre déformé. Les douleurs sont souvent nocturnes, localisées à un point limité indiquant souvent un abcès intra-osseux.

Celui-ci se traduit par des douleurs intolérables. Brodie, P. Broca, Lée, attribuaient celles-ci à la distension excessive du tissu osseux par la collection liquide épanchée dans une cavité inextensible. Erischsen les attribuait à la distension du périoste par l'os augmenté de volume; mais l'incision de cette membrane ne les calme pas, il faut la trépanation. MM. Ollier et S. Perret invoquent l'étranglement des végétations entre les lamelles osseuses. Gosselin les explique plutôt par une névrite des filets terminaux osseux. Cros, Kolliker, S. Duplay, font jouer un rôle important à la turgescence des vaisseaux variqueux. Les turgescences vasculaires développées par la marche, par la station debout, expliquent les paroxysmes, les battements douloureux et les accès névralgiques. Chez un malade de notre excellent maître, M. Duplay, les douleurs apparaissaient chaque fois qu'il reprenait ses occupations et disparaissaient au contraire quand il cessait de travailler et qu'il prenait du repos.

Nous avons vu que ces abcès peuvent se résorber et il ne subsiste qu'un peu de tissu osseux, plus ou moins altéré et à son centre quelques productions fongueuses. Dans certains cas, il n'y a pas eu d'abcès, mais une ostéite à forme névralgique, sans fièvre, ni phénomènes infectieux ou suppuratifs (Gosselin, Ollier, Condamin); mais on note des masses osseuses, dures, de nouvelle formation. Dans un cas de M. Ollier, M. Renaut trouva en contact avec la cavité une membrane granuleuse, très riche en tubes de Remak en voie de prolifération, c'est-à-dire de la névrite qui explique l'hyperesthésie sous l'influence de la moindre cause, et notamment sous l'influence de troubles vasculaires.

Rappelons en passant que certains de ces abcès des os, à marche aiguë ou chronique, peuvent être tuberculeux; les suppurations tuberculeuses aiguës sont rares, mais elles sont démontrées.

Le pus finalement s'ouvre au dehors, des abcès et des fistules tardifs se montrent quelquefois en un point éloigné du siège primitif sur la diaphyse ou près de l'épiphyse opposée.

Les fistules, dans le cas d'ostéomyélite prolongée, sont déprimées, adhérentes, à bords rigides; elles ne sont pas béantes, fongueuses, à bords décollés. La pression sur le tégument qui les avoisine ne fait pas sourdre des masses caséeuses ni ces fongosités pâles, mollasses, que l'on expulse des trajets ossifluents bacillaires. Les parties molles, en un mot, sont sèches et non infiltrées de fongosités.

Si on donne au stylet la forme nécessaire pour lui faire parcourir les sinuosités du trajet, on arrive sur une surface osseuse dénudée, sèche, immobile ou bien encore dans une cavité intra-médullaire renfermant des débris osseux, durs, irréguliers, mobiles. Ces séquestres, avec leur aspect gothique, se différencieraient aisément des séquestres tuberculeux épiphysaires, blancs, jaunâtres, puriformes et condensés, d'après M. Gangolphe.

Les os longs, en même temps qu'ils augmentent de volume, augmentent de longueur; c'est une règle, car le raccourcissement est une exception. L'allongement est dû à l'irritation du cartilage conjugal; le raccourcissement est dû à une déformation, à une incurvation de l'os nouveau, ou à la destruction du cartilage dia-épiphysaire.

Ces hyperostoses sont souvent accompagnées d'hydarthroses rebelles, d'arthrites aiguës séreuses ou purulentes; puis d'ankyloses ou de raideurs articulaires. Quand les hyperostoses sont creusées de cavités, elles peuvent se fracturer.

Quand l'infection qui sommeille dans l'os donne lieu à de la suppuration, l'hyperostose se complique de fistules; conduisant plus ou moins profondément dans un cul-de-sac ou dans une cavité contenant un séquestre. Le membre peut être criblé d'orifices fistuleux, les uns sont déprimés, les autres bourgeonnants ou couverts de croûtes épaisses. Les cicatrices momentanées adhèrent à l'os.

Les séquestres plus ou moins profonds, périphériques ou centraux (séquestres en grelot) plus ou moins mobiles entretiennent la suppuration.

L'hyperostose peut se compliquer d'abcès ou de faux abcès; ceux-ci sont quelquefois représentés par des cavités bourgeonnantes. Parfois c'est un liquide séreux albumineux.

Dans les petits os longs, les symptômes sont moins bruyants et simulent d'autres maladies. Aux phalanges,

beaucoup de panaris profonds ne sont que des ostéomyélites (Lannelongue).

Tous ces symptômes sont les mêmes, quand il s'agit
d'os courts et d'os plats, avec ou sans épiphyses.
Exemple : rotule, etc.

*Marche. Durée. Terminaison de l'ostéomyélite prolon-
gée.* — La marche est des plus irrégulières, car les poussées inflammatoires se succèdent à des périodes inégales
et justifient le nom d'ostéomyélite à répétition. Dans certains cas, il s'agit d'*ostéomyélites réellement prolongées;*
dans d'autres, il s'agit de *récidives*, de réveil de l'infection. Dans certains cas il y aurait même réinfection en
un *locus minoris resistentiæ*. Kraske, Garré, Deuning,
Kohler, Riune, cités par Gangolphe, admettent cette
idée. Pour Gangolphe, ces récidives n'ont pas une grande
tendance à la diffusion. La durée peut donc être très
longue. La terminaison par guérison définitive est assez
rare ; elle est heureuse quand elle consiste en hyperostoses, ankyloses, déformations, déviations, pieds bots, etc.
Elle est moins heureuse quand il persiste des abcès, des
fistules, des douleurs intolérables, le tout accompagné
des symptômes de septicémie.

Les complications peuvent être nombreuses. Au point
de vue local, les hyperostoses irrégulières peuvent déterminer des ulcérations artérielles mortelles. Des exemples
en ont été rapportés pour le genou surtout (Kirmisson).
L'os peut se fracturer, nous en avons observé un cas bien
intéressant cette année dans le service du professeur Le
Dentu, car cette fracture permit de rétablir la direction
normale du membre. Le foyer fistuleux peut subir la
dégénérescence épithéliomateuse (Poncet, Martel). Le

foyer dia-épiphysaire peut déterminer une arthrite plastique de voisinage, c'est l'ostéo-arthrite chronique, variété ostéomyélitique décrite par le professeur Tillaux.

MM. Lannelongue et Comby, dans leur mémoire sur l'ostéomyélite prolongée, avaient déjà indiqué ces lésions chroniques sous forme d'arthrites plastiques conduisant lentement à une ankylose complète. Les glissements dia-physo-épiphysaires, les fractures spontanées, s'observent également ici.

Au point de vue de l'état général, les complications sont celles de toute suppuration prolongée, septicémie, pyohémie, etc.

Diagnostic de l'ostéomyélite prolongee. — Il importe tout d'abord de faire le diagnostic rétrospectif de l'ostéomyélite aiguë qui a précédé les accidents éloignés. M. Lannelongue affirme que lorsque tous ces états chroniques ont eu un début aigu et spontané, lorsque ni le traumatisme (fracture compliquée, projectile de guerre), ni la syphilis, ni l'intoxication phosphorée ne peuvent être invoqués, ils relèvent d'une ostéomyélite aiguë antérieure.

Pour faire le diagnostic d'ostéomyélite prolongée, il faudra se rappeler que l'hyperostose est souvent considérable ; elle donne à l'os la forme de fuseau, la plus grosse partie se trouvant près de l'épiphyse primitivement malade ; l'os est le plus souvent allongé, rarement raccourci, la peau est œdématiée, les poils hypertrophiés, le réseau veineux sous-cutané très dilaté, une ou plusieurs fistules conduisent dans un cul-de-sac ou une cavité contenant un séquestre plus ou moins mobile.

Il faudra se rappeler également qu'avec la croissance,

la cicatrice dia-épiphysaire descend et devient diaphysaire, de même pour les lésions osseuses qui, avec l'accroissement de l'os en hauteur, quittent la région juxta-épiphysaire.

L'hyperostose peut faire croire à une *exostose de croissance* ; les antécédents, les douleurs souvent, la présence d'un abcès feront reconnaître la nature de cette pseudo-exostose.

L'hyperostose pure et simple sans suppuration peut dans quelques cas faire croire à un *ostéosarcome*; nous en avons vu des cas où le diagnostic était hésitant. Ici encore les commémoratifs, la marche de la maladie et, il faut bien le dire, la trépanation exploratrice feront le diagnostic.

Ces mêmes commémoratifs et d'autres troubles nerveux concomitants feront faire le diagnostic avec certaines *ostéites hypertrophiantes dia-épiphysaires d'origine médullaire*.

Dans la *syphilis héréditaire tardive* il peut se former des séquestres dont l'élimination simule l'ostéomyélite chronique et prolongée. Mais le tibia en lame de sabre (tibia Lannelongue), de forme caractéristique, les dents, les cornées, la peau présenteront des traces de lésions spécifiques.

Dans la syphilis héréditaire tardive, quand elle ne donne lieu qu'à des hyperostoses sans suppuration, ce qui est fréquent, celles-ci sont totales et accompagnées des autres signes que nous venons d'indiquer.

Les *périostites, ostéophytes* et *exostoses de la syphilis acquise* se reconnaîtront aisément, de même que le *monostéosyphilome hypertrophiant pandiaphysaire et indolent de la syphilis héréditaire tardive* (Vincent).

Dans l'*ostéomyélite insidieuse tuberculeuse* (Trélat), il y a d'autres lésions tuberculeuses concomitantes, la lésion a une marche progressive épiphysaire et l'articulation voisine a une tendance à être lésée ; la marche de la maladie est torpide. Les lésions sont néanmoins très étendues. Mais ce ne sont pas là des signes suffisants pour, dans certains cas douteux, affirmer le diagnostic. Aussi, c'est aux recherches bactériologiques qu'il faudra recourir, puisque maintenant il est démontré que le staphylocoque doré peut donner lieu d'emblée à des lésions chroniques[1]. En présence d'une lésion chronique on est plutôt tenté de penser à la tuberculose ; aussi, c'est plutôt contre ce diagnostic facile qu'il faut réagir et voir s'il ne s'agit pas d'ostéomyélite prolongée.

Souvent il faudra faire des inoculations pour s'assurer du diagnostic ; et rien n'empêche de supposer que la tuberculose est venue se greffer sur un foyer primitivement ostéomyélitique.

Le diagnostic rétrospectif avec l'ostéomyélite tuberculeuse sera quelquefois difficile, car la tuberculose diaphysaire bulbaire n'est pas rare. Nous nous rappelons avoir observé à l'hôpital Trousseau, en 1892, un cas de luxation ovalaire de la hanche avec fistule où le diagnostic fut bien hésitant[2].

L'*ostéo-arthrite chronique du genou* due à une ostéomyélite chronique des condyles du fémur et du tibia remontant à l'enfance ou à l'adolescence, restant latente

---

1. WALTHER. Des manifestations tardives de l'infection par les staphylocoques (abcès froids et fongosités). *Soc. Anatomique*, nov. 1892.

2. JALAGUIER. Luxation ovalaire de la hanche. Ostéotomie sous-tronchantérienne. *Archives d'orthopédie*, 1892.

pendant de longues années et évoluant de nouveau sous une influence quelconque, se reconnaîtra aux commémoratifs, à l'intensité des douleurs, et se distinguera ainsi de la tuberculose épiphysaire. Dans quelques cas cependant le diagnostic sera bien difficile, puisqu'il peut exister de petits foyers suppurés avec séquestres dans cette forme d'ostéomyélite (Trélat).

L'*ostéomyélite traumatique chronique* (chez les amputés, etc.), et l'*ostéomyélite traumatique prolongée* (Kirmisson) se reconnaîtront d'après les commémoratifs, et cependant il s'agit là le plus souvent d'une ostéomyélite ordinaire provoquée par un traumatisme, mais indépendante de la croissance.

CHAPITRE X

Entre l'ostéomyélite aiguë de la croissance qui aboutit à la forme chronique ou prolongée et l'ostéomyélite paraissant chronique d'emblée, il existe des intermédiaires. Il n'est pas douteux, en effet, que l'ostéomyélite de développement puisse affecter des formes nombreuses et variées. *Depuis la simple hyperostose qui se développe sans réaction générale appréciable, jusqu'aux altérations osseuses qui engendrent des troubles graves, existent tous les degrés qui constituent les anneaux non interrompus d'une même chaîne pathologique.* Cette continuité de la chaîne est prouvée par l'étude clinique où nous voyons toutes les transitions entre la simple fièvre de croissance et l'ostéomyélite suraiguë à foyers multiples, pyohémique pour ainsi dire. La diversité des dénominations qui ont été données à la maladie n'est-elle pas une preuve des formes différentes qu'elle peut revêtir (Even).

Par le mot *atténué*, il faut entendre atténué quant à la virulence et non quant aux lésions, car celles-ci peuvent parfois être assez étendues.

Un premier degré d'ostéomyélite atténuée est représenté par la fièvre de croissance ; c'est un fait non douteux pour tous les auteurs (Bouilly).

L'activité nutritive des régions juxta-épiphysaires pendant la croissance explique les douleurs fixes dans leurs sièges spontanées ou appréciables seulement à la pression. Cette fièvre de croissance serait « apyrétique » le plus souvent, et peut ne se traduire que par de la douleur et l'accroissement de la taille. A cette fièvre de croissance, Ollier rattache certaines inégalités de longueur des os longs, certains arrêts ou hyper-accroissements osseux, et certaines flexions diaphyso-épiphysaires, c'est-à-dire une saillie de l'extrémité inférieure de la diaphyse fémorale au-dessus de l'articulation du genou et formant ce que le savant chirurgien lyonnais appelle le « double genou ».

Une autre forme atténuée est représentée par ce qu'on

a décrit sous le nom de périostite circonscrite de l'enfance ou de l'adolescence. « Mais il ne convient pas, dit Ran-
« vier, de faire l'histoire isolée de la périostite et de l'ostéo-
« myélite. La périostite n'est qu'une ostéite superficielle et
« l'histologie montre bien que l'ostéite est essentiellement
« caractérisée par les phénomènes qui se passent dans la
« moelle des os, *de telle sorte que toute ostéite est en réalité*
« *une ostéomyélite.*» La suppuration ici est limitée et l'exfo-
liation est superficielle. « Chez l'adulte, ajoute Ranvier, les conditions de nutrition et de structure histologique du squelette diffèrent à plus d'un titre de celles des os en voie de croissance et on conçoit sans peine que l'ostéite puisse se localiser dans ses effets et être par cela même une maladie infiniment moins grave. »

Les ostéomyélites secondaires sont généralement moins graves que l'ostéomyélite primitive, il s'agit donc encore là de formes atténuées.

Déjà en 1878, le professeur Duplay décrivait une forme particulière d'ostéomyélite subaiguë ; il s'agissait d'une ostéomyélite avortée, n'aboutissant pas à la suppuration.

Le regretté professeur Trélat, d'autre part, n'avait pas affirmé que l'ostéomyélite qu'il appelait insidieuse était tuberculeuse. Son élève Francon l'a affirmé ; mais, plus tard, Trélat admit des formes insidieuses de l'ostéomyélite classique, non tuberculeuse (*Cliniques chirurgicales*, tome I, p. 265).

Au point de vue bactériologique, il est actuellement prouvé que le staphylocoque doré n'est pas toujours pyré-togène (Voir thèse de Lemière). Aussi il ne faut pas s'é-tonner de voir M. Even, étudiant ces formes atténuées, rapporter des observations de MM. Berger, A. Broca, Wal-ther, dans lesquelles le staphylococcus aureus, pur ou mélangé à l'albus, a donné lieu à une forme absolument chronique; on peut donc conclure qu'il ne faut pas attribuer les différences dans l'évolution plus ou moins aiguë à des différences dans le microbe causal, le même agent microbien pouvant, suivant les cas, causer une ostéomyélite aiguë, subaiguë ou chronique. Le fait est prouvé pour le staphylococcus aureus et albus et pour le bacille d'Eberth; il est également probable pour le streptocoque et le pneumocoque. Il faut donc ici faire intervenir le degré de virulence, plutôt que la variété de microbes.

Dans le cadre de l'ostéomyélite atténuée on doit donc faire rentrer certaines formes atténuées qui sont de simples congestions, plutôt que des inflammations véritables du cartilage de conjugaison. Une hydarthrose survenant dans le jeune âge peut être le symptôme essentiel d'une ostéomyélite, celle-ci étant tellement légère qu'elle n'attire pour ainsi dire pas l'attention. L'hydarthrose, au contraire, qui en est l'expression symptomatique directe, peut seule occuper le malade et les médecins. MM. Lannelongue et Comby avaient déjà signalé ces formes atténuées, évoluant presque en silence, paraissant guérir et donnant lieu tardivement à une ostéomyélite prolongée. Ollier et Trélat ont également signalé ces formes bénignes.

Dans cette hydarthrose post-ostéomyélitique, il est souvent possible de trouver par la pression un point douloureux au niveau des cartilages dia-épiphysaires de l'articulation malade; par exemple, dans l'hydarthrose du genou c'est le point fémoral qui est le plus douloureux; à ce niveau l'os est également augmenté d'épaisseur. A la longue, cet épanchement articulaire, rarement abondant, disparaît le plus souvent, mais l'hyperostose persiste. Quelquefois sur cet état chronique se greffent des poussées aiguës à la suite d'une fatigue ou d'un traumatisme, même léger (Trélat, Lougnon).

Outre les hyperostoses, hydarthroses et ostéomyélites subaiguës, on peut encore faire rentrer dans le cadre des ostéomyélites atténuées, certaines ostéites névralgiques dues à des ostéomyélites plastiques. Lorsqu'on ouvre, au moyen de la gouge, une extrémité diaphysaire, siège de ces douleurs intolérables, on y rencontre une moelle fibreuse, plus dure qu'à l'état normal, contenue dans des aréoles osseuses irrégulièrement disposées. L'absence de pus avait fait donner à ces lésions l'appellation de faux abcès des os (Gosselin). La cause de ces douleurs réside sans doute dans l'étranglement des filets nerveux intramédullaires, par suite du processus de sclérose ostéofibreuse (Renaut). La trépanation paraît agir par le débridement, la destruction d'éléments nerveux, et par des changements dans la circulation locale (Ollier). Sous le nom de forme sclérosante non suppurée, Garré, cité par Gangolphe, a décrit une forme d'ostéomyélite à début aigu, puis à marche chronique, et qui serait caractérisée par l'épaississement de l'os, sans production de pus.

Certains abcès des os, développés sans suppuration antérieure, sans élimination de séquestres, rentrent également dans les formes bénignes de l'ostéomyélite atténuée. Nous les avons décrites précédemment.

D'une forme particulière d'ostéomyélite atténuée : ostéomyélite albumineuse.

Synonymie : Périostite albumineuse (Ollier, Poncet). — Périostite externe rhumatismale (Duplay). — Ostéodériostite séreuse. — Périostite exsudative (Nicaise, Verneuil). — Ganglion périostal (Riedinger).

Historique. — L'affection, nommée périostite albumineuse par M. le professeur Ollier, fut décrite pour la première fois en 1874 par M. Poncet de Lyon. Plus tard elle fut l'objet d'études particulières de la part de Gosselin, qui l'appela ostéo-périostite albumineuse, de M. Nicaise sous le nom d'ostéo-périostite séreuse, du professeur Duplay sous la dénomination de périostite externe rhumatismale. Enfin, deux thèses de Paris, celle de Takvorian et celle de Catuffe, puis à l'étranger, le mémoire de Riedinger et l'étude faite par Roser sur cette affection, complétèrent la description. Riedinger donna à cette lésion le nom de ganglion périostal. Malgré tous ces travaux, la pathogénie de l'affection est encore douteuse.

M. Condamin, étudiant cette pathogénie, rappelle tout d'abord quelques expériences de M. Vincent d'Alger. Cet expérimentateur détermine chez un animal une lésion osseuse, intéressant spécialement le périoste, et dans une première phase des accidents inflammatoires, observe un épanchement léger, séreux et albumineux. Cet épanchement peut se montrer rapidement, affecter une marche aiguë que l'on retrouve en clinique ; dans d'autres cas, au bout d'un certain temps, il passe à la purulence.

On peut chez les animaux déterminer des abcès tuberculeux à marche lente : on voit encore là que souvent le liquide qu'il renferme, s'il n'est pas absolument clair et citrin, présente néanmoins une transparence relative et surtout une notable proportion d'albumine.

Le siège de la collection albumineuse est variable ; les unes sont situées entre le périoste et l'os ; d'autres se développent ou dans l'épaisseur du périoste, ou bien entre lui et les couches parostales ; à ces dernières formes conviendrait mieux le nom d'abcès séreux sous-périostique proposé par M. Nicaise.

Au point de vue de la pathogénie, les uns, avec Ollier, Poncet, Gosselin, Terrier, Cattuffe et Vincent, en font une entité morbide à part, une maladie spéciale qu'ils comprennent du reste d'une façon un peu différente les uns des autres.

D'autres auteurs, Heydenreich, Lannelongue, Riedinger, Roser, font de l'ostéopériostite albumineuse une lésion traumatique simple, ou une lésion inflammatoire infectieuse qui a subi la transformation séreuse. Ces auteurs se basent sur ce fait, que nombre d'épanchements tuberculeux des séreuses commencent par être clairs, limpides, transparents, avant de devenir troubles et purulents.

Ainsi, pour M. Poncet, la cause habituelle est le froid et l'affection pourrait être, par cela même, considérée comme de nature rhumatismale.

Dans les observations rapportées par M. Ollier, le rhumatisme est la seule cause qu'on puisse invoquer.

Le professeur Duplay soutient la même théorie ; il est même plus affirmatif que MM. Ollier et Poncet, et fait du rhumatisme la cause essentielle de ces périostites albumineuses, qu'il appelle périostites externes rhumatismales. Pour M. Duplay, l'affection se développe surtout dans les couches externes du périoste. Dans une de ses observations le malade était en puissance de diathèse rhumatismale, et chez lui des attaques articulaires coïncidaient avec des poussées congestives ou exsudatives du côté de la tumeur. Dans son mémoire, le professeur Duplay fait remarquer que dans toutes les observations déjà publiées, on notait le rhumatisme et le froid comme cause occasionnelle. « D'autre part, « dit-il, si l'on admet la nature rhumatismale de ces « périostites séreuses, on se rend parfaitement compte « des particularités que ces inflammations présentent. « Le rhumatisme étant une maladie ayant fort peu de « tendance à la suppuration, on comprend que cette « inflammation reste au premier degré et ne se déve- « loppe avec symptômes de purulence que sous l'in- « fluence de poussées congestives répétées, de trauma- « tismes, etc., etc. Le siège lui-même de cette inflam- « mation a sa raison d'être. Dans la diathèse rhumatis- « male, le tissu conjonctif est souvent pris. Duveney et « Guyon n'ont-ils pas démontré l'existence de certains « œdèmes rhumatismaux qui envahissent un membre « tout entier et qui sont caractérisés anatomiquement « par la diffusion de sérosité dans les mailles du tissu « conjonctif ». En résumé, pour le professeur Duplay, la périostite albumineuse est une manifestation locale de la diathèse rhumatismale. Notre excellent maître dirait peut-être maintenant : « de l'infection rhumatismale » montrant ainsi que les deux maladies sont infectieuses.

M. Nicaise compare ces épanchements albumineux aux épanchements de sérosités développés sous l'influence de l'inflammation dans le tissu cellulaire qu'il appelle abcès séreux. Après avoir démontré que la dénomination de périostite séreuse était plus en accord avec les notions de pathologie générale, il divise ces abcès séreux en deux catégories, suivant qu'ils siègent au-dessous ou en dehors du périoste. Pour M. Nicaise, l'affection est d'ordre inflammatoire, consécutive à un traumatisme ou une autre lésion pathologique, tels que foyers tuberculeux. Dans les

cas traumatiques on pourrait invoquer le mécanisme signalé par Morel-Lavallée pour les décollements traumatiques de la peau située sur un plan résistant, c'est-à-dire
la rupture des vaisseaux artériels, veineux et lymphatiques.
laissant transsuder de la sérosité. M. Nicaise n'a pas de
tendance à admettre cette pathogénie. Il croit plutôt que
dans la majorité des cas, l'épanchement de sérosité est non
pas une hémorrhagie séreuse, mais un exsudat inflammatoire ; il insiste, en s'appuyant sur deux observations de
M. Lannelongue, sur la concomitance de ces abcès séreux
avec des lésions tuberculeuses de voisinage.

Pour le professeur Lannelongue, ces abcès sous-périostiques sont souvent de nature tuberculeuse ; ils sont
produits par des fongosités périostales limitant une cavité
kystique.

Gosselin fit de la périostite albumineuse une lésion
inflammatoire. Il la détache du rhumatisme pour la
mettre sous la dépendance de la croissance au niveau des
portions osseuses juxta-épiphysaires. Il nomme cette
affection pseudo-kyste séreux et il la rapproche des
kystes des mâchoires, au voisinage des racines dentaires
malades, ou des cavités à contenu séreux des os longs,
qu'il nomme faux abcès.

Quant au mécanisme de la sécrétion du liquide, Gosselin la met sous la dépendance de l'écoulement d'une
petite quantité de sang, de l'écrasement d'un peu de tissu
cellulo-adipeux quand il y a eu trauma et d'un exsudat
d'ordre inflammatoire dans les autres cas.

Pour MM. Heydenreich, Poulet, Bousquet, comme pour
le professeur Lannelongue, ces abcès sous-périostiques
séreux sont des manifestations scrofulo-tuberculeuses,
c'est-à-dire une gomme tuberculeuse déterminant d'abord

des douleurs légères, mais persistantes, **puis** du gonflement. Le liquide séreux précède ou peut suivre l'évolution de la gomme.

Pour Roser, la périostite albumineuse est une sorte de
pseudo-ostéite rhumatismale reconnaissant pour cause un
agent infectieux. Il cite à ce propos l'observation d'un
jeune homme qui présentait une ostéomyélite infectieuse
du fémur avec collection purulente, tandis que sur le
fémur opposé se développa une collection albumineuse
sous-périostée. Schlange rapporta des cas semblables de
collections albumineuses avec séquestres.

Roser ne croit pas que toutes les périostites albumineuses reconnaissent pour cause le staphylococcus, mais il
croit qu'il faut aussi faire jouer à la tuberculose et au traumatisme un certain rôle dans la pathogénie de l'affection.

Pour M. Poncet, cité par M. Condamin, ces diverses
périostites albumineuses peuvent être divisées en :
1° ostéo-périostite albumineuse rhumatismale ; 2° ostéo-
périostite albumineuse traumatique, pouvant dans un
premier degré être comparée aux épanchements sous-
cutanés de Morel-Lavallée et renfermant à un deuxième
degré des cas où le trauma a déterminé pour ainsi dire
un cal liquide ; 3° ostéopériostite albumineuse inflammatoire consécutive à une lésion tuberculeuse ou infectieuse.

Le premier groupe de ces ostéopériostites mérite de
rester comme entité morbide, ou si l'on veut, comme manifestation du rhumatisme ; le liquide est représenté
par une humeur analogue au blanc d'œuf, c'est-à-dire se
laissant étirer facilement en filament, lorsqu'on en prend
une goutte entre le pouce et l'index et qu'on éloigne lentement et légèrement les deux doigts.

La deuxième catégorie représente à son premier degré

les épanchements que l'on détermine chez les animaux par une contusion intéressant le périoste sans le rompre. Dans le deuxième degré, on a un véritable cal liquide, ayant peu de tendance à se résorber, pour certaines causes. M. Poncet en rapporta un cas probant. A la suite de la fracture, il se produisit un exsudat qui, au lieu d'avoir des propriétés plastiques, comme dans les cals ordinaires, et de se résorber partiellement, a persisté à l'état liquide.

Ainsi, pour Poncet comme pour Roser, des agents microbiens divers peuvent donner naissance à la périostite albumineuse, qu'il faut considérer, *non comme une entité pathologique, mais souvent comme la manifestation symptomatique d'une infection atténuée.* C'est ainsi qu'il a vu, chez des ostéomyélitiques atteints d'abcès osseux, d'autres foyers inflammatoires qui ne renfermaient qu'un liquide séro-albumineux.

Dans une clinique récente, M. le professeur Le Dentu a exprimé absolument les mêmes opinions à propos d'un malade de son service. Chez ce malade, la tuberculose était à éliminer.

Dans un travail récent, Dzierzanski considère l'affection comme une modification de l'ostéomyélite aiguë 19 fois sur 24, et comme tuberculeuse probablement 5 fois sur 24.

Plus récemment encore, Berg a réuni 29 cas d'ostéopériostite albumineuse, 4 ou 5 fois les lésions étaient tuberculeuses; dans 3 ou 4 cas il s'agissait peut-être d'hématomes; dans 5 cas personnels il a trouvé le staphylocoque doré ou blanc. C'est donc une infection; si celle-ci ne détermine que cette exsudation séreuse ou muqueuse, c'est que le sujet possède une immunité relative contre les bactéries pyogènes, signalée par Reichel et due à une ostéite purulente antérieure, et que l'infection est peu intense.

Réunissant des faits de Legiehn, Meunen, Jacksch, Schultze, Berg, à 4 observations personnelles, Garré, cité par Gangolphe, trouve que la symptomatologie est celle de l'ostéomyélite infectieuse. Dans 5 de ses observations, Garré trouva le staph. aureus et l'albus, soit purs, soit combinés. Entre Schlauge, qui range tous les faits de périostite albumineuse dans l'ostéomyélite, Vollert et Riedinger, qui les regardent comme des abcès lymphatiques, Lannelongue et Le Dentu, qui admettent pour certains cas une transformation séreuse des abcès froids, Garré est éclectique.

Récemment M. Dor admit qu'il existe dans les adénites tuberculeuses, dans les abcès séreux et dans les périostites albumineuses, des staphylocoques tantôt blancs, tantôt jaunes, qui ne liquéfient pas la gélatine. Avec des cultures de ces microbes, il a pu reproduire par inoculation intra-veineuse à des lapins des arthrites déformantes, des périostites diaphysaires avec décollements épiphysaires *et collections albumineuses*, et des œdèmes dans les parties molles, et par inoculations sous-cutanées à des cobayes des ostéomyélites nécrosantes, se manifestant par des décollements épiphysaires.

Dans certains cas, l'épanchement séreux peut nettement résulter d'une transformation d'une poche purulente (Berg).

En somme, voici comment M. Condamin résume cette pathogénie si discutée :

Ollier, Poncet, Duplay : Affection rhumatismale.

Nicaise : Affection inflammatoire d'origine traumatique ou tuberculeuse.

Gosselin : Affection liée à la croissance et se rattachant aux ostéites congestives.

Lannelongue, Le Dentu, Heydenreich : Affection représentant souvent une forme de gommes tuberculeuses suppurées.

Roser : Affection pseudo-rhumatismale déterminée par un agent infectieux, staphylocoque ou bacille.

Poncet, Le Dentu, Dzierzanski, Berg, etc. : Ostéomyélite infectieuse, forme atténuée.

On voit que l'ostéopériostite albumineuse n'est pas une entité morbide, puisque sa pathogénie varie probablement suivant les cas.

Étiologie. — L'affection survient surtout chez des sujets jeunes, dont les épiphyses ne sont pas encore soudées. Elle siège surtout sur les os longs.

Anatomie pathologique. — Entre le périoste et l'os, l'exsudat occupe une petite cavité. Quelquefois celle-ci est placée entre le périoste et les parties molles voisines. C'est ce que M. Berger appelait dans ce dernier cas kyste du périoste ; dénomination que M. Lannelongue préfère à celle d'ostéopériostite albumineuse.

Les parois de la cavité ne sont jamais recouvertes d'un revêtement épithélial, mais constituées seulement par du tissu conjonctif sclérosé.

L'exsudat est transparent ou à peine trouble, légèrement ambré, de consistance visqueuse et tenant quelquefois en suspension des gouttelettes huileuses qui proviennent sans doute de la moelle osseuse. Il contient des leucocytes et des globules rouges. Entre le liquide transparent et le pus opaque crémeux, on peut rencontrer tous les intermédiaires (Ollier).

M. Hugounencq a eu occasion dans un cas d'analyser ce liquide et insista surtout sur deux points. En premier lieu, le liquide ne renfermait que très peu de phosphate de chaux (contrairement aux analyses de Köster), ce qui démontre que l'os n'avait pris aucune part dans la formation de l'exsudat. En deuxième lieu, la quantité de matière albuminoïde était de 64 grammes 20 par litre et ses caractères physiques et chimiques la rapprochaient beaucoup de la synovie.

Quant à la mucine que l'on a trouvée parfois, elle proviendrait des corpuscules du pus pour Vollert, ou de la mucine contenue normalement dans le tissu conjonctif (Dzierzanski).

Quelquefois, ce liquide ressemble à du blanc d'œuf. L'os n'est pas toujours dénudé.

Tantôt l'os sous-jacent est sain, tantôt il contient des séquestres.

Au point de vue microbiologique, on a trouvé le staphylococcus aureus et l'albus. Mais si ici il n'y a pas suppuration, cela tient à la faiblesse de l'inflammation ou du virus ou à la plus grande résistance de l'organisme. Peut-être y a-t-il une atténuation par le sérum d'un exsudat d'abord tout à fait purulent (Garré).

Symptômes. — L'affection débute par une douleur plus ou moins aiguë au niveau de l'extrémité osseuse atteinte, généralement au niveau de la portion juxta-épiphysaire et pendant la période de croissance du squelette.

Un gonflement apparaît ; il peut augmenter rapidement et la fluctuation devient évidente. La réaction inflammatoire peut être faible ; cependant dans quelques cas, elle peut simuler un phlegmon.

Si l'on incise ou si l'on ponctionne la collection, on en retire le liquide que nous avons déjà décrit. L'os est souvent dénudé, mais pas toujours. Dans quelques cas rares, de la nécrose peut se produire, de même que la suppuration.

La *marche de l'affection* est chronique ou subaiguë. La *durée* est variable.

Quelquefois, sous l'influence d'un traitement peu énergique, un vésicatoire par exemple, l'épanchement disparaît complètement. Parfois cependant la suppuration se produit soit spontanément, soit après une ponction.

Dans un cas de Gosselin, une hyperostose persista après la guérison.

Le *diagnostic* ne peut être fait que par la ponction, car on peut croire à un hématome ou à un épanchement suppuré.

Le *pronostic* est peu grave si l'affection est traitée dès son début par l'incision franche. Si un séquestre se forme, il faudra pratiquer la trépanation ou l'évidement de l'os.

Ostéomyélite chronique d'emblée.

A côté des formes atténuées précédentes, il existe encore une autre variété, c'est l'ostéomyélite chronique d'emblée, décrite par Trélat et son élève Demoulin, mais qui n'est pas admise volontiers par M. Lannelongue, en tant que chronique d'emblée. Il s'agit ici d'une infection osseuse qui n'aurait pas été précédée par les phénomènes aigus de l'ostéomyélite aiguë. Nécroses, hyperostoses, abcès, s'y trouvent comme dans l'ostéomyélite prolongée.

Pendant longtemps on ne connut comme ostéomyélite chronique d'emblée que celle qui succède aux traumatismes osseux, aux suppurations (Valette, Roux). Baker en 1877, décrivit un cas d'ostéomyélite chronique d'emblée. En 1884 M. Demoulin en rapporta plusieurs observations. Tout récemment M. Berger en rapporta un cas siégeant sur l'humérus.

L'étiologie est ici des plus obscures.

Au point de vue clinique le traumatisme est quelquefois invoqué ; tous les états infectieux et particulièrement la fièvre typhoïde peuvent donner lieu à l'ostéomyélite chronique d'emblée. Il s'agit donc ici d'une infection soit primitive, soit secondaire, qui va se localiser ultérieurement sur le système osseux.

Au point de vue anatomo-pathologique, M. Demoulin décrit les lésions suivantes : tissu éburné, verdâtre pour la diaphyse ancienne nécrosée, tissu spongieux, rougeâtre à petites cellules pour l'os médullaire. L'os périostique est formé de tissu spongieux, mais plus dur que celui de l'os médullaire. Pas de sillon de séparation entre l'os nouveau et l'os ancien.

Les séquestres sont ici consécutifs ou secondaires, c'est-à-dire qu'ils sont, suivant la définition d'Ollier, le résultat de la mortification d'une portion d'os déjà modifiée dans sa structure par la maladie. L'ossification de la moelle contenue dans les canaux de Havers détermine l'éburnation de l'os ancien. L'ossification sous-périostique détermine l'hyperostose, celle du canal médullaire oblitère celui-ci. Le séquestre est immobilisé par l'os périphérique et par l'os médullaire. L'os périostique dépasse à peine par sa longueur celle du séquestre qu'il entoure et au niveau duquel il se produit seulement. L'os médullaire se continue sans ligne de démarcation avec le tissu spongieux des extrémités de l'os, il a une structure spongieuse. L'os périostique présente l'aspect du tissu spongieux, mais il est plus dur, moins vasculaire que l'os médullaire.

Les séquestres de l'ostéomyélite chronique d'emblée sont tolérés par l'os nouveau fort longtemps et peuvent l'être probablement d'une façon indéfinie. Des fractures spontanées peuvent s'observer.

Les muscles sont graisseux, atrophiés. La peau et le tissu cellulaire sous-cutané peuvent être intacts ou suppurés.

L'inflammation lente des os amène l'ostéite productive. La nécrose est due à l'oblitération des canaux de Havers; l'éburnation du tissu osseux amène son anémie et bientôt sa mort par arrêt circulatoire; un point difficile à élucider, c'est l'absence de suppuration observée dans le cas de séquestre invaginé. Il faut admettre que les petits séquestres aseptiques sont résorbés; les grands seuls sont obligés de s'enkyster. L'absence de suppuration ici est peut-être due à l'atténuation des agents infectieux. Dans d'autres cas, au contraire, la suppuration est très abondante (cas de M. Berger).

Les symptômes principaux sont la douleur et le gonflement osseux. C'est la douleur qui ouvre la scène; elle occupe tout l'os atteint; sourde au début et rémittente, elle se calme par le repos, elle n'a pas de siège précis. Finalement elle devient intolérable.

Le gonflement osseux porte quelquefois sur toute la longueur de la diaphyse, ou bien il est limité. Il est dû à l'os périostique nouveau qui se forme autour de l'os ancien. Ce gonflement n'affecte jamais la forme de gigot de massue qui est la caractéristique des ostéosarcomes. L'os peut avoir doublé de volume, mais sa forme générale est conservée. Ses crêtes sont disparues, sa surface est peu régulière. La région malade peut offrir une élévation de température; celle-ci n'est pas constante et coïncide avec une poussée de l'inflammation profonde. Celle-ci peut déterminer des collections purulentes (Gangolphe). Le membre serait atrophié (Gangolphe), les muscles voisins contracturés.

L'état général est bon et il n'y a pas de fièvre. Dans une première période une fracture spontanée peut se produire ou bien la suppuration. Des poussées douloureuses se produisent; par contracture le membre peut prendre une attitude vicieuse.

Des phénomènes d'ostéomyélite aiguë provoquent la suppuration du foyer malade. Les articulations voisines peuvent être envahies par la suppuration.

Dans des cas graves (cas de M. Berger) tout l'os peut être nécrosé, fracturé en plusieurs places et un commencement de gangrène du membre peut nécessiter d'urgence une intervention radicale.

L'observation publiée par notre excellent maître M. Berger, vaut la peine d'être rapportée; il s'agit en effet d'une jeune fille de 16 ans, qui, 6 mois auparavant, souffrit de son bras, puis le vit se tuméfier et devenir très douloureux, mais sanséprouver de fièvre. A son entrée à l'hôpital, la fluctuation était évidente. En incisant M. Berger constata la nécrose de toute la diaphyse; l'os fut trépané, le canal médullaire ne contenait pas de pus, mais une moelle noirâtre. A partir de ce jour, la fièvre apparut, ne dura que quelques jours, puis réapparut de nouveau; la tuméfaction du membre augmenta, mais nulle part on ne trouva d'accumulation de pus en foyer, le malade était en pleine septicémie et une opération radicale fut nécessaire. L'opération montra que l'os était fracturé en plusieurs places, les muscles infiltrés d'une bouillie grisâtre. La désarticulation scapulo-humérale était nécessaire ; elle sauva la malade.

Ces lésions colossales s'étaient donc produites lentement, sourdement, sans fièvre et avec peu de douleurs ; il s'agissait donc d'une ostéomyélite chronique d'emblée ayant déterminé les lésions les plus graves de l'ostéomyélite aiguë.

On peut dire qu'il s'agissait ici d'une ostéomyélite atténuée en ce sens qu'elle n'évolua pas d'une façon aiguë ; puis sous une influence tenant soit au microbe, soit à l'organisme, la virulence de l'agent infectieux a subi une soudaine augmentation et a déterminé les symptômes d'une ostéomyélite aiguë.

Il doit en être de même pour toutes les formes atténuées, qui d'un moment à l'autre, peuvent passer à l'état de formes les plus virulentes.

La lésion osseuse chronique d'emblée peut déterminer des troubles articulaires voisins. — Ces ostéo-arthropathies infectieuses chroniques d'emblée ont été décrites par le professeur Tillaux, par MM. Lannelongue et Comby, par Salmon, Wassilieff, Lauthier, élèves de M. Tillaux; nous les avons décrites précédemment. Il n'y a pas de suppuration, mais les surfaces osseuses sont ulcérées, l'extrémité osseuse très hypertrophiée, les muscles péri-articulaires contracturés. L'aspect clinique peut être celui d'une ostéo-arthrite chronique tuberculeuse non suppurée. Les cas de décollements épiphysaires sans suppuration rapportés par Dor, Garré, et signalés plus loin, sont regardés par Gangolphe comme des ostéo-arthropathies infectieuses chroniques d'emblée.

La marche de l'ostéomyélite chronique d'emblée est essentiellement variable ; elle a pu rester latente jusqu'à ce qu'un accident (fracture) vienne en révéler l'existence. La durée est variable. Les terminaisons de l'affection ont été la suppuration des parties molles voisines, la fracture spontanée, la guérison par hyperostoses.

Le diagnostic le plus important est à faire avec les ostéosarcomes centraux. Les symptômes sont en effet les mêmes. Il faudra penser à une ostéomyélite chronique d'emblée si l'on note une évolution lente dans la marche de la tumeur, une atténuation des douleurs par le repos, un gonflement osseux reproduisant la forme de l'os, une consistance uniformément dure, une surface irrégulière de l'os. Dans les cas où le diagnostic est impossible (cas fréquents), c'est à la trépanation exploratrice qu'il faudra avoir recours.

Une ostéite syphilitique peut également donner lieu à une erreur de diagnostic. Dans ce cas, un traitement spécifique énergique permettra seul d'être fixé.

Cependant il est à remarquer que l'ostéomyélite gommeuse siège ordinairement sur la diaphyse ; elle est généralement précédée de douleurs ostéocopes caractéristiques ; elle s'accompagne d'une tuméfaction osseuse qui depuis longtemps déjà a éveillé l'attention du malade. L'absence de suppuration de fongosités, de séquestres, en dehors de l'interrogatoire et de l'examen minutieux du sujet, permettra souvent de faire le diagnostic.

L'ostéomyélite insidieuse tuberculeuse est plutôt diaépiphysaire, la marche de la maladie plus rapide, la suppuration plus fréquente, l'atrophie musculaire très marquée. Et cependant dans un cas récent que nous avons observé dans le service de notre excellent maître M. Berger, remplacé par M. Poirier, un cas d'ostéomyélite insidieuse du fémur probablement tuberculeuse fut pendant un instant, au cours même de la trépanation, prise pour un ostéosarcome par la plupart des assistants. Les muscles dégénérés simulaient absolument le tissu néoplasique. L'incision exploratrice prolongée plus haut conduisit notre maître, M. Poirier, sur un foyer d'ostéomyélite entouré d'hyperostoses; alors seulement le diagnostic de tous ceux qui avaient vu le malade fut reconnu erroné. Dans son livre sur la tuberculose osseuse, M. Gangolphe cite un cas analogue (page 505).

Le diagnostic de kyste hydatique des os ne se fera que par la ponction exploratrice si on a des doutes. — Enfin l'actinomycose ne se reconnaîtra qu'à ses grains jaunes caractéristiques.

Le pronostic de l'affection est grave, car celle-ci nécessite presque toujours le sacrifice du membre malade dans certains cas, mais dans d'autres où la lésion est circonscrite et bénigne la guérison est possible par une opération conservatrice.

Telle est la description de toutes ces formes atténuées qui, répétons-le, sous des influences difficiles à préciser, peuvent devenir des plus virulentes et des plus infectieuses, mais qui néanmoins ont une existence réelle. Après tout, il ne s'agit peut-être que d'une seule et même variété d'affection, mais qui peut présenter des phases différentes.

DEUXIÈME PARTIE

OSTÉOMYÉLITES A STAPHYLOCOCCUS ALBUS, CITREUS, CEREUS.

Les cas où le *staphylococcus albus* existe seul dans le pus sont assez rares. Se basant sur les recherches de MM. G. Roux, Bertoye, Lannelongue et Achard, M. Condamin émet les conclusions suivantes :

1° Le staphylococcus albus est une forme atténuée du staphylococcus aureus;

2° Les lésions déterminées par l'albus sont moins graves et affectent une marche plus torpide;

3° Dans les ostéomyélites prolongées où les symptômes locaux ou généraux sont peu intenses, on trouve assez souvent le staphylococcus albus seul, ou mélangé avec une très petite quantité d'aureus.

MM. Lannelongue et Achard ont en effet démontré qu'il faut injecter aux animaux une dose notablement plus forte de staphylococcus albus pour avoir des lésions caractéristiques, et encore cette plus forte dose met-elle un temps plus long pour produire les mêmes désordres qu'avec une quantité bien moindre de staphylococcus aureus. Les désordres sont donc moins considérables mais ils revêtent les mêmes formes : abcès sous-périostiques, abcès intra-osseux, séquestres, décollements épiphyaires des os longs. *Les abcès ont une couleur blanche diffé-rente de la couleur jaune verdâtre des abcès produits par le staphylococcus aureus.*

Quant à l'ostéomyélite à *staphylococcus citreus*, nous ne pouvons que citer l'observation rapportée par MM. Lanne-longue et Achard. L'enfant, âgée de 9 ans, fit une chute sur le poignet ; 3 jours après seulement, elle commença à souffrir. On crut à une fracture et le poignet fut immo-bilisé pendant six semaines. Un abcès se développa et on constata que le radius était le siège d'une hyperostose notable ; on trouva dans le pus la présence du staphy-lococcus citreus.

Ces auteurs firent des inoculations avec ces cultures et reproduisirent toute la série des lésions osseuses et viscé-rales qu'on obtient avec les autres staphylocoques.

La virulence paraît intermédiaire à celles du staphylo-coccus aureus et de l'albus, ou du moins il fallait, en em-ployant les cultures non atténuées, une dose plus élevée du citreus que de l'aureus pour produire les mêmes lésions. Le staphylococcus citreus, en raison de sa cou-leur propre, de sa fixité, paraît être bien un type dis-tinct capable de produire une ostéomyélite (Lannelongue et Achard).

Gangolphe, contrairement à Rodet et Jaboulay, pense que l'albus est d'une espèce différente de l'aureus, car il n'a pas pu noter les transformations de l'albus en aureus, car, après plus de cinquante générations, le staphylocoque au-reus conservé pendant 22 mois et l'albus pendant 1 an ont gardé intacte leur coloration primitive.

M. Dor a présenté, au Congrès de Chirurgie de 1893, quelques considérations sur les *ostéites expérimentales*

chez les animaux avec le staphylococcus cereus flavus de
Passet. Cet expérimentateur a réussi à produire avec ce
microbe des décollements épiphysaires, des périostites albumineuses, des ostéo-arthropathies, des abcès séreux
parostaux. En réalité, il ne s'agit pas d'un staphylocoque,
mais d'un champignon qui prend l'aspect d'un staphylocoque sur certains milieux nutritifs. Ce champignon, inoculé à de jeunes cobayes, produit dans l'espace de 15 jours
à trois semaines, un décollement de toutes les épiphyses
sans suppuration. Inoculé à de jeunes lapins, il produit
aussi *des décollements épiphysaires sans suppuration*, mais
en même temps apparaissent une périostite diaphysaire et
des collections parostales ou intra-articulaires. Inoculé à
des animaux un peu plus âgés, il produit simplement des
ostéo-arthropathies hypertrophiantes. Ce microbe a été
trouvé souvent dans les ganglions tuberculeux du cou.
Une fois il a été isolé d'une collection séreuse d'une
périostite albumineuse et une autre fois d'un abcès séreux
parostal.

Garré, cité par Gangolphe, a décrit aussi des décollements aigus des épiphyses sans suppuration. Dor
admet que parmi les produits solubles du staphylocoque
pyogène, les uns sont *nécrogènes*, les autres *pyogènes*.

Quant aux formes associées, c'est-à-dire aux ostéomyélites polymicrobiennes à staphylocoque et à streptocoque,
nous ne ferons que les citer; leur histoire clinique est
peu connue. Nous avons vu que pour beaucoup d'auteurs,
ces formes associées étaient des formes graves. Pour Mollière et Bertoye cependant, la présence du staphylococcus
albus dans ces formes indique une atténuation de l'infection. Notons que dans le service de notre excellent
maître, M. Le Dentu, nous avons observé une forme très

grave et foudroyante d'ostéomyélite de l'omoplate, compliquée de septicémie; l'examen bactériologique, que M. Achard a bien voulu faire, montre qu'il s'agissait du staphylocoque doré et du bactérium coli commune associés.

TROISIÈME PARTIE

OSTÉOMYÉLITE AIGUE A STREPTOCOQUES.

Historique. — Recherches de MM. Lannelongue et Achard.
— Courmont et Jaboulay. — Fréquence des arthrites suppurées. — Recherches de Koplick confirmant celles de
MM. Lannelongue et Achard. — Étiologie clinique et bactériologique. — Symptômes. — Prédominance des lésions
lymphatiques. — Symptômes différentiels avec l'ostéomyélite à staphylocoques. — Ostéomyélite à streptocoques atténuée (Lannelongue et Achard).

Historique. — En 1883, Golding-Bird communiqua à la
Société de pathologie de Londres un cas d'ostéomyélite
dans le pus de laquelle il dit avoir trouvé des streptocoques par l'examen microscopique. Cependant, par l'en-
semencement, il n'obtint que des cultures de staphylococcus aureus. Rosenbach, en 1884, trouva également
dans le pus d'une ostéomyélite de l'os iliaque et des
staphylocoques et des streptocoques. Kraske, ayant observé le même fait, attribua une malignité plus grande
à l'association du staphylocoque et du streptocoque. Ce
ne fut pas l'avis de Colzi. Rattone, en 1885, dit dans un
cas avoir trouvé le streptocoque pyogène à l'état de pureté.

Ce furent MM. Lannelongue et Achard qui, les premiers, attirèrent l'attention sur les ostéomyélites aiguës à streptocoque et au point de vue pathogénique et au point de vue clinique. Dans deux cas, le streptocoque pyogène existait à l'état de pureté; dans deux autres cas ils signalent un microbe en chaînette qui n'est peut-être qu'une variété atténuée du streptococcus. Le microbe, dans ces deux derniers cas, donnait très difficilement des cultures, néanmoins il se montra à l'état de pureté dans le pus de lésions osseuses; une fois même dans un abcès éloigné du foyer primitif et développé un mois plus tard.

Peu de temps après, M. Chipault rapporta un cas d'ostéomyélite à streptocoques d'origine puerpérale chez un nouveau-né, avec ostéo-arthrites suppurées multiples.

MM. Courmont et Jaboulay publièrent une étude expérimentale comparée des ostéomyélites à staphylocoques et à streptocoques. Ils injectèrent dans le système veineux de jeunes lapins, sans faire subir de traumatisme à leur système osseux, deux gouttes d'une culture virulente de staphylocoques et à d'autres lapins, dans les mêmes conditions, quatre gouttes d'une culture de streptocoques pyogènes.

Après 48 heures, les animaux inoculés avec des cultures de staphylocoques dépérissaient et présentaient, avec une température rectale de 40° à 41°, de la tuméfaction douloureuse d'un ou des deux genoux et ils mouraient huit jours après. Les résultats de l'autopsie se résumaient en : périostite, *séquestres volumineux, suppuration peu abondante de la région juxta-épiphysaire*, arthrite séro-purulente fréquente, intégrité du cartilage dia-épiphysaire de la moelle, abcès constants dans les deux reins, les muscles et le myocarde.

Les animaux inoculés avec des cultures de streptocoques

étaient malades dès le lendemain et succombaient au bout de 6 à 8 jours, sans que leur température rectale eût atteint 40° et sans avoir présenté aucune tuméfaction douloureuse, osseuse ou articulaire. A l'autopsie, on constata des abcès du rein, *des abcès dans le canal médullaire avec pus très abondant dans les régions juxta-épiphysaires* sans altération du tissu osseux proprement dit (sauf un cas), sans périostite et sans décollement épiphysaire. Le pus et le sang du cœur donnèrent des cultures pures de streptocoques.

Ayant en outre expérimenté avec un streptocoque pris dans le sang d'une femme morte de septicémie puerpérale, MM. Courmont et Jaboulay conclurent ainsi de leurs expériences : Le staphylocoque s'attaque directement au tissu osseux proprement dit des régions juxta-épiphysaires, produit de la nécrose, de la périostite et une faible suppuration, quelquefois de l'arthrite. Les régions malades sont le siège d'un gonflement douloureux pendant la vie. Le streptocoque pyogène et puerpéral s'attaque directement à la moelle osseuse, au voisinage des régions juxta-épiphysaires, laissant intacts le tissu osseux, le périoste, l'articulation et ne produisant aucun gonflement douloureux pendant la vie. La lésion est franchement suppurée dans les deux cas, plus diffuse lorsqu'elle est produite par le streptocoque pyogène.

Contrairement à ces données, MM. Lannelongue et Achard ont pu obtenir la formation de foyers purulents juxta-épiphysaires, intra-osseux et sous-périostiques, par la simple injection intra-veineuse de cultures pures de streptocoques pyogènes, sans traumatisme osseux chez de jeunes lapins ; leurs résultats expérimentaux furent on ne peut plus démonstratifs.

Ainsi, qu'il provienne de foyers osseux ou bien d'abcès des parties molles, le streptocoque est capable de produire expérimentalement les lésions caractéristiques de l'ostéomyélite aiguë. Il en est tout à fait de même pour les staphylocoques pyogènes, qui déterminent aussi, quelle que soit leur provenance, des altérations semblables dans la moelle des os.

Mais si les lésions osseuses que produit le streptocoque sont comparables à celles qu'engendrent les staphylocoques (abcès intra-médullaires, abcès sous-périostiques, décollement des épiphyses, séquestres), il ne s'ensuit pas que les deux infections soient de tous points analogues.

En effet, avec le streptocoque, il faut, pour donner lieu à des localisations osseuses au moyen de l'inoculation par la voie sanguine, une dose de bouillon virulent plus grande que lorsqu'il s'agit du staphylocoque doré. De plus, l'injection intra-veineuse de staphylocoque, lorsqu'elle ne tue pas par septicémie, produit à peu près constamment et d'une façon précoce des abcès du rein qui n'existent pas avec les injections à streptocoques. Ceux-ci donnent lieu plus régulièrement à des arthrites que les staphylocoques, bien que des lésions articulaires ne soient pas rares dans l'infection par les staphylocoques.

Quant aux suppurations osseuses, elles sont certainement moins fréquentes à la suite de l'injection intra-veineuse de streptocoque. Plusieurs fois des animaux inoculés avec ce microbe guérirent après avoir présenté plusieurs accidents infectieux, érysipèles, arthrite, ou bien succombèrent à ces accidents, sans qu'il ait été donné de pouvoir constater des foyers de suppuration dans la moelle osseuse.

Avec le streptocoque, les abcès forment de vastes collections fluctuantes, liquides, plus séreuses, moins poisseuses. Ils siègent surtout à la partie inférieure des diaphyses au voisinage ou au contact des cartilages de conjugaison, et enfin dans la moelle des extrémités diaphysaires du tibia et du fémur. Les séquestres sont plus rares qu'avec le staphylocoque et *les arthrites de voisinage ou à distance plus fréquentes.*

Koplick a récemment étudié expérimentalement les ostéomyélites à streptocoques et ses résultats confirment ceux de MM. Lannelongue et Achard. Les injections sous-cutanées de cultures de streptocoques ont déterminé des arthrites suppurées. On trouvait des amas de streptocoques dans les poumons, les reins et la rate.

Chez les animaux morts à la suite d'injection de culture de streptocoques dans les vaisseaux de l'oreille, la moelle osseuse était complètement envahie par les microbes. Il en existait dans les vaisseaux et dans le tissu médullaire lui-même et sur toute l'étendue du corps de l'os; on en voyait aussi dans les canaux de Havers. Dans quelques os, à la jonction de la diaphyse et de l'épiphyse, les cellules cartilagineuses semblaient nécrosées; la substance cartilagineuse normale présentait des lacunes. Les cellules du cartilage diarthrodial étaient également altérées.

Dans aucun cas Koplick ne trouva de séquestre en voie de formation. Les os présentaient parfois des perforations comme s'ils avaient été mangés par les vers.

Chez un premier lapin, Koplik fit une injection périarticulaire de streptocoques ; il y eut une simple réaction locale. Chez un deuxième lapin, il nota de la rougeur du tissu médullaire de la tête fémorale. Chez un troisième et un quatrième lapins, il trouva un exsudat purulent dans les grandes articulations, et la moelle des os longs contenait des streptocoques. Les résultats furent les mêmes chez quatre autres lapins.

Koplick conclut en disant que la présence constante des streptocoques dans la moelle des os explique la fréquence des arthrites, la propagation se faisant par les lymphatiques. Cette invasion de la moelle osseuse n'est pas forcément suivie de nécrose et elle peut se traduire simplement par une arthrite suppurée.

Étiologie clinique et bactériologique. — Les portes d'entrée sont évidemment les mêmes que celles que nous avons déjà signalées pour le staphylocoque : il y a cependant quelques particularités à noter. L'agent infectieux peut venir d'un érysipèle contracté par la mère pendant sa grossesse, ou d'accidents puerpéraux pendant l'accouchement. Chez une femme enceinte, en effet, le streptocoque peut se transmettre au fœtus et produire entre autres lésions une ostéomyélite, les microbes pathogènes existant dans le sang de la mère. Celle-ci même peut être bien portante au moment de l'accouchement et l'enfant néanmoins présenter des lésions infectieuses. Déjà, en 1885, M. Lannelongue nota chez un enfant un érysipèle de l'ombilic et, quelques jours après, une ostéomyélite humérale.

Toutes les affections produites par le streptocoque peuvent donc donner lieu à une ostéomyélite à streptocoque, bien que dans les cas rapportés jusqu'à ce jour, il ne s'agisse que de nouveau-nés avec infection probablement d'origine puerpérale. Il est probable que quelques-uns des cas de diathèse purulente des nouveau-nés à forme articulaire (Hervieux) sont des ostéomyélites puerpérales.

Symptômes. — Dans le premier cas rapporté par MM. Lannelongue et Achard, on nota une dénudation étendue de la face interne de l'os et un décollement de l'épiphyse supérieure. Dans le deuxième cas on nota un séquestre appartenant à la base du sacrum, des abcès sous-périostiques des métatarsiens. Dans le cas de M. Chipault, il existait une arthrite suppurée des deux coudes ; la tête radiale et l'olécrane étaient décollés, l'articulation de la hanche était pleine de pus.

En somme, le début paraît être aigu, rapide et intense et se rapprocher des formes graves des ostéomyélites à staphylocoques. Mais, à moins que l'infection ne se généralise en présentant les caractères de la pyohémie, l'état général ne tarde pas à présenter une détente que justifie d'ailleurs les modifications locales des parties malades ; ainsi la fièvre, précédée ou non de frisson, après avoir été intense, tombe en 2 ou 3 jours, en subissant des oscillations de 1 degré du matin au soir. Les douleurs spontanées semblent moins intenses que dans l'ostéomyélite à staphylocoque, et cependant on détermine par la pression sur l'os atteint, une douleur vive dont l'intensité augmente à mesure qu'on se rapproche du mal. L'examen du gonflement montre aussi des différences nouvelles avec ce qu'on voit dans l'ostéomyélite à staphylocoques ; la suppuration y est plus prompte et la fluctuation très nette et très rapidement apparente. Il semble que la fonte des éléments anatomiques qui contribuent avec la diapédèse à produire le pus soit prompte et rapidement complète ; de plus, la suppuration prend vite d'assez vastes proportions, elle est diffuse et abondante.

La peau rougit vite et présente les caractères des angio-leucites réticulaires ou de l'érysipèle ; il y a un œdème sous-cutané assez étendu ; on ne voit pas se dessiner sous la peau le réseau veineux si remarquable de l'ostéo-myélite à staphylocoques; dans celle-ci, la dilatation veineuse sous-cutanée, autour du foyer et plus exacte-ment vers la racine du membre, semble indiquer que l'infection se propage par les veines, ou du moins que les produits microbiens pénètrent de l'os dans les veines, dont ils amènent la dilatation secondaire. On pourrait toutefois de ce fait donner une autre explication et dire, avec le professeur Bouchard et M. Charrin, que les pro-duits solubles agissent par l'intermédiaire des centres nerveux ou directement en paralysant les vaisseaux périphériques de manière à favoriser la diapédèse.

Le pus de l'abcès sous-périostique est plus séreux, moins dense, très abondant et moins coloré, le foyer est rapidement formé, la température est élevée et oscil-lante, les produits sécrétés sont vite éliminés ; la suppu-ration plus franche, plus nette à sentir.

L'adénite des ganglions qui reçoivent les lymphatiques de la région malade, seraient aussi pris dans la plu-part des cas. Il semblerait que le streptocoque aime les voies lymphatiques, comme le démontre l'envahissement des ganglions et des articulations, tandis que le staphy-locoque infecterait l'économie par la voie sanguine (Lan-nelongue).

Les déterminations osseuses, dues au streptocoque, seraient un peu moins graves que celles qui accom-pagnent l'infection par le staphylocoque ; les séquestres seraient aussi plus rares.

Peut-être faudrait-il même, d'après MM. Lannelongue et

Achard, admettre une forme atténuée d'ostéomyélite à streptocoques. En effet, ces auteurs ont observé chez deux sujets (communication à l'Académie des sciences, 10 mars 1890) un microbe qui ne peut être qu'une variété de streptocoque ordinaire et qui s'est montré à l'état de pureté dans le pus des lésions osseuses et même dans un abcès éloigné du foyer initial et développé un mois plus tard. Ce microbe se présentait, soit au point de vue morphologique, soit au point de vue des cultures, un peu différent du streptocoque pyogène, MM. Lannelongue et Achard ont rencontré des difficultés considérables pour le cultiver. A l'examen microscopique il se présentait en chaînettes, mais se réduisait en un petit nombre de grains en diplocoques et en grains isolés.

Au point de vue clinique, voici ce qui fut observé ; l'un des enfants avait 8 mois ; il eut une ostéite costale avec abcès volumineux, mais rapidement guéri, puis il mourut un mois plus tard et alors que la cicatrisation du foyer précédent était complète, une collection purulente sous-maxillaire renfermant le même agent infectieux.

Dans l'autre cas, qui était manifestement un cas d'ostéomyélite, malgré les désordres considérables du côté du tissu osseux et un état général grave, la guérison s'effectua, comme pour le cas précédent, avec une grande rapidité. Ce n'est certes pas ce que l'on observe quand les désordres sont très étendus.

Il n'y eut aucune tendance à la formation de séquestres. En présence de ces deux cas, M. Lannelongue incline à voir ici la présence d'un streptocoque dont la virulence serait partiellement éteinte.

QUATRIÈME PARTIE

OSTÉOMYÉLITE AIGUE A PNEUMOCOQUES.

Cas de Leyden. — Mariage et Netter. — Lannelongue et Achard.
— Bénignité relative de l'affection. — Prédominance de
l'arthrite et absence d'abcès sous-périostique.

Les propriétés pyogènes du pneumocoque sont maintenant trop bien démontrées pour que nous y insistions.
Tantôt ce microbe détermine une pneumonie, puis à distance il se produit des localisations dans d'autres viscères
ou organes. Tantôt, au contraire, le pneumocoque se
localise en un point de l'économie sans paraître être
passé par le poumon comme porte d'entrée. Il se localise
ainsi dans les synoviales articulaires, le péritoine, les
méninges, etc. Or cet agent infectieux peut aussi se localiser dans la moelle des os.

Jusqu'à une époque tout à fait récente, sauf le cas de
Leyden, dans lequel, au cours d'une pneumonie franche,
une ostéomyélite du fémur se déclara, aucun cas d'ostéomyélite aiguë infectieuse avec suppuration franche produite par le pneumocoque n'avait été observée en dehors
d'une pneumonie.

Zaufal, Verneuil, Netter, signalèrent tout d'abord la

présence du pneumocoque dans les suppurations mastoïdiennes consécutives à des ostites.

MM. Netter et Mariage rapportèrent ensuite un cas où le pneumocoque avait déterminé la suppuration d'un foyer de fracture costale non ouverte. Quant à la porte d'entrée, c'est évidemment le poumon, s'il y a eu une pneumonie antérieurement; quand il y a eu un traumatisme sans plaie, ou même quand il n'y en a pas eu, c'est la voie sanguine qui est le lieu de dépôt ou de passage du pneumocoque. Mais comment y est-il entré? Est-ce par la bouche, là où il existe normalement, comme l'ont démontré MM. Gamaléia et Netter même chez les sujets sains?

Ce furent encore MM. Lannelongue et Achard qui démontrèrent l'existence de l'ostéomyélite aiguë à pneumocoques sans solution de continuité de l'os, sans pneumonie, ni méningite.

La porte d'entrée du microbe est restée inconnue, mais il est certain que son transport jusqu'à l'os s'est fait par la voie sanguine et la constatation d'une endocardite confirme la réalité de l'infection sanguine.

L'affection survient aussi chez les jeunes sujets. Elle donne lieu à un décollement épiphysaire, à de vastes collections purulentes intra- et extra-articulaires ; l'état général grave, une réaction vive, un gonflement considérable et une dilatation marquée des veines superficielles.

MM. Lannelongue et Achard insistèrent sur la prédominance de l'arthrite et l'absence d'abcès sous-périostique, contrairement à ce qui a lieu presque toujours dans les ostéomyélites à taphylocoques. Il est remarquable, d'autre part, de constater qu'une lésion qui s'était étendue d'une façon rapide et avait produit des délabrements considérables, peut s'éteindre en quelque sorte aussi vite et se réparer d'une manière aussi simple.

Dans le premier cas rapporté par MM. Lannelongue et Achard, la mort survint au bout d'un mois par affaiblissement de l'état général. L'articulation était en voie d'ankylose fibreuse et il n'y avait pas traces de séquestres, et nous avons pu constater facilement cette tendance à la restitution *ad integrum* de l'articulation.

Cela n'est pas étonnant, le pneumocoque produit en effet des désordres rapidement intenses, mais dont la durée est courte et qui tendent à une réparation prompte. Sa virulence est vite épuisée : aussi les lésions locales qu'il détermine sont-elles ordinairement bénignes.

Dans un mémoire spécial, nous avons étudié les arthrites suppurées à pneumocoques et nous avons noté également leur bénignité relative.

CINQUIÈME PARTIE

Rôle pyogène du bacille d'Eberth. — Pathogénie des suppurations éberthiennes. — Des lésions de la moelle osseuse dans la fièvre typhoïde. — Ostéomyélites éberthiennes expérimentales (Colzi, etc.). — Anatomie pathologique. — Les ostéomyélites post-typhoïdiques ne sont pas toutes à bacille d'Eberth. — Symptômes. — Types cliniques. — Diagnostic. — Pronostic.

Le bacille d'Eberth a été trouvé presque partout, dans les plaques de Peyer, les ganglions mésentériques, le foie, les reins, les poumons, la rate, etc. L'observation de M. Rendu est le premier cas de suppuration due au bacille typhique, qui ait été rapporté, pour un cas d'empyème post-typhique. Foa, Bordoni, Chantemesse, Widal, Fraenkel, Tavel, Valentini, démontrèrent par leurs observations le rôle pyogène du bacille d'Eberth. Dans beaucoup de suppurations on nota cependant l'existence de microbes pyogènes sans bacille d'Eberth. C'étaient des cas d'infections secondaires.

Cependant il existe des lésions osseuses avec abcès osseux ou sous-périostiques, autrement dit des ostéomyélites uniquement dues à la présence du bacille typhique, ostéomyélites qui peuvent survenir même longtemps après la guérison de la fièvre typhoïde, quelquefois 6 à 8 mois après la guérison. Keen, sur 47 cas, a noté l'apparition de l'ostéomyélite 10 fois dans les deux premiers septénaires, 27 fois de 3 à 6 semaines et 10 fois plusieurs mois après.

Il est de règle qu'à une certaine période de la fièvre typhoïde, les bacilles pénètrent dans les voies sanguines et soient entraînés par la circulation. Cette invasion peut se faire directement à travers les parois vasculaires dans le territoire occupé par les microbes et en particulier dans la couche profonde de la muqueuse intestinale. Mais il est probable que c'est par les voies lymphatiques que cheminent le plus grand nombre de bacilles qui arrivent jusque dans le sang ; des ganglions qui en sont toujours gorgés, la lymphe les entraîne dans le canal thoracique, où on les retrouve en abondance, puis dans le sang artériel avec lequel ils se répandent dans tout l'organisme. Mais ici, de même que dans tou'es les maladies qui ne constituent pas spécialement des affections sanguines, c'est une loi générale que les microbes ne séjournent pas dans le sang et qu'ils s'arrêtent dans les fins capillaires de certains organes. Or Vyssokovitch a montré que la moelle osseuse est un des organes où s'accumulent de préférence les microbes qui, par une voie quelconque, ont pénétré dans les vaisseaux sanguins et sont entraînés par la circulation. Or il en est de même pour le bacille typhique.

Parmi les deux observations d'inflammation osseuse dans lesquelles l'examen bactériologique du pus ou des tissus malades a démontré la présence exclusive du bacille d'Eberth, il y en a trois d'authentiques où il s'agit bien du bacille d'Eberth et non du coli bacille (Déhu).

Quelquefois l'incision de la collection qui se forme ne donne pas issue à du pus, mais à un sang brunâtre dans lequel le microscope seul permet de déceler la présence de cellules du pus. Cette propriété hémorrhagique du bacille typhique est souvent constatée dans d'autres localisations.

Les suppurations dues au bacille typhique semblent siéger de préférence dans le système osseux. Transporté par la voie lymphatique dans la moelle des os, le bacille d'Eberth peut donc y séjourner longtemps jusqu'au jour où un traumatisme, une fatigue, détermine le réveil de son activité ou de sa virulence.

Ces lésions ostéomyélitiques ne doivent pas nous étonner. Les travaux de Ponfick et Neumann nous ont appris qu'il se produit durant la fièvre typhoïde, même chez l'adulte, un état irritatif de la moelle des os. De plus, pendant l'adolescence, celle-ci est congestionnée. C'est pourquoi, après la fièvre typhoïde, il se produit souvent un accroissement de longueur du squelette et des douleurs ostéocopes durant longtemps. L'action de la fièvre typhoïde sur le squelette est bien connue et depuis longtemps démontrée. Il suffit d'en donner pour preuve la croissance exagérée qu'on peut constater si souvent chez les enfants après cette maladie et les vergetures qu'on observe parfois et qui démontrent d'une façon irréfutable l'allongement rapide qu'ont subi les os au cours de la pyrexie. Que ce travail congestif soit exagéré, et la suppuration se produit si le bacille d'Eberth par infection primitive, ou des staphylocoques ou streptocoques par infection secondaire, ont trouvé le terrain propice à leur évolution.

Les portes d'entrée pour ces infections secondaires

sont nombreuses pendant la dothiénentérie ; ce sont les eschares, les plaies par vésicatoire, les érosions buccales, nasales, pharyngiennes, les ulcérations intestinales. L'association du streptocope au bacille d'Eberth est plus grave que celle du staphylocoque (Vincent).

Même dans les cas où il n'y a qu'une périostite, c'est par la moelle des os que l'infection se propage. Ebermaier, en effet, dans plusieurs cas de périostite, a trouvé le bacille typhique dans la moelle osseuse voisine.

Colzi fit des inoculations pour déterminer des ostéomyélites expérimentales à bacille d'Eberth, chez le lapin. Avec le bacille d'Eberth trouvé dans le pus d'un abcès sous-périostique du tibia, il obtint, 11 fois sur 14, la suppuration d'un foyer de fracture et rien dans les autres parties du corps. De ces 11 lapins, 4 moururent, le 6e, le 11e, le 12e et le 48e jour après l'inoculation. L'examen bactériologique des 11 abcès donna un résultat positif, 10 fois la présence du bacille d'Eberth fut constatée. Très rare en général chez les animaux sacrifiés, ce bacille se présenta avec plus d'abondance chez les animaux qui moururent spontanément. Dans le cas où la mort survint le 6e jour, on trouva des bacilles typhiques dans le sang.

Dans une deuxième série d'expériences faites avec des bacilles typhiques pris dans la rate d'hommes morts de fièvre typhoïde, Colzi inocula 8 lapins chez lesquels il produisit préalablement une fracture. Tous présentèrent de la suppuration dans le foyer de fracture, et dans le pus le bacille typhique seul fut constaté. Chez 5 de ces lapins, de 16 à 56 heures après l'injection, on trouva de très nombreux bacilles dans les foyers de fracture, tandis qu'il y en avait très peu dans le sang. 2 lapins n'eurent aucune manifestation morbide ; des 8 inoculés, 4 moururent les 1er, 2e, 8e et 24e jours.

Dans une troisième série d'expériences faites avec des bacilles pris dans la rate d'un enfant mort de fièvre typhoïde, 6 lapins furent inoculés. Dans 3 cas, un abcès se développa dans le foyer de fracture et le bacille typhique fut trouvé dans le pus. Dans 2 autres cas, la mort vint trop tôt pour que l'abcès eût eu le temps de se développer ; on trouva cependant de très nombreux bacilles dans le foyer de fracture. Dans quelques autres cas, il se produisit un abcès avec peu de bacilles.

De ces expériences, Colzi conclut à l'action pyogène du bacille typhique, action plus marquée chez les animaux que chez l'homme.

Les premiers cas d'ostéomyélite à bacille typhique qui aient été signalés sont ceux d'Ebermaier.

Orloff publia également une observation qui est un exemple de la persistance extraordinaire des bacilles typhiques vivant en colonies dans la moelle osseuse. Dans ce cas, il n'y avait que des granulations, mais pas de pus, le tissu osseux était très raréfié.

Dans l'observation que nous avons publiée avec M. Achalme, la malade, âgée de 50 ans, éprouva, au début de la convalescence, des douleurs intolérables au niveau de l'union du tiers supérieur avec le tiers moyen du tibia.

Il y avait une tuméfaction peu marquée avec une légère rougeur.

En incisant cette tuméfaction de plus en plus douloureuse, nous trouvâmes à peine quatre à cinq gouttes d'un pus blanchâtre et bien lié. L'examen du pus et les inoculations faites par Achalme démontrèrent l'existence du bacille d'Eberth pur.

Au point de vue anatomo-pathologique, il faut noter tantôt des hyperostoses, tantôt des suppurations sous-périostiques, tantôt une ostéomyélite typique avec nécrose, etc.

Les os le plus fréquemment atteints sont le tibia et le fémur.

Dans le cas de MM. Cornil et Péan, la peau était amincie, le périoste était épaissi, soulevé, facile à décoller, la surface de l'os était saillante, dure, épaisse. Une cavité existait au-dessous des couches superficielles osseuses dans le tissu compact de la diaphyse. Cette cavité, d'environ 8 millimètres de diamètre, était remplie d'un tissu rosé, très vascularisé, semi-transparent comme des fongosités de tumeur blanche. La paroi de la cavité était dure et éburnée, mais elle la séparait complètement de la cavité médullaire de l'os.

Au microscope, le professeur Cornil reconnut l'existence, dans l'épaisseur même du périoste, d'une inflammation caractérisée par un tissu infiltré de petites cellules rondes, un véritable foyer au centre de l'élevure, foyer qui contient des cellules rondes, libres dans du liquide, parfois un véritable abcès renfermant des globules du pus. Le foyer périostique superficiel et le foyer osseux sous-jacent étaient remplis d'un tissu embryonnaire, ou de granulations analogues aux bourgeons charnus. Sur les coupes, on ne trouva pas de bacilles typhiques, mais leur présence fut démontrée par des cultures.

Helferich a observé, soit dans le cours, soit dans la convalescence de la fièvre typhoïde, 8 cas d'inflammation des côtes thoraciques, spécialement au niveau de leur partie cartilagineuse; dans la moitié des cas, il y avait plusieurs côtes d'atteintes. Une tuméfaction se produisait, puis un abcès et enfin une fistule. Cette fistule aboutissait à une petite cavité remplie de granulations, et au fond de laquelle se trouvait à nu le périchondre épaissi ; le cartilage présentait souvent des calcifications et même des séquestres. Dans des cas analogues, Bergmann a également remarqué que le siège de prédilection était à l'union du cartilage avec l'os. Il fallut souvent pratiquer une résection étendue de la partie cartilagineuse et gratter les parties molles. Helferich n'ayant observé cette localisation qu'à partir de l'âge de 50 ans, pense qu'elle trouve une cause prédisposante dans les altérations régressives des cartilages costaux.

Mais pourquoi, dans certains cas, les lésions osseuses restent-elles à la phase plastique (hyperostoses), tandis que dans d'autres elles aboutissent à la suppuration ?

Voici ce que M. Chantemesse répond à cette question intéressante : « Si, chez un animal qui jouit d'une grande « résistance au virus de la fièvre typhoïde, le lapin, par « exemple, on inocule une petite quantité de microbes « dans le voisinage immédiat du périoste d'un os long, « le bacille est très rapidement détruit ; si la dose ino- « culée est plus forte, il survient de la tuméfaction. Au « bout de 25 jours, on trouve le périoste épaissi, l'os « vascularisé, et au point d'inoculation un petit foyer de « suppuration. Cette expérience ne reproduit pas exacte- « ment ce qu'on observe chez l'homme, elle montre que « dans un organisme réfractaire le bacille typhique peut « faire du pus, et quand la suppuration survient chez « l'homme, c'est d'ordinaire après qu'il a subi depuis « longtemps les atteintes du virus et qu'il a acquis un « degré d'immunité plus ou moins grand. »

Cette hypothèse de M. Chantemesse avait déjà été

émise par MM. Arloing et G. Roux, à savoir que le bacille d'Eberth peut devenir pyogène, peut-être en s'atténuant et sous l'influence de causes encore inconnues.

M. G. Roux, dans plusieurs expériences, mélangeait l'une à l'autre des cultures pures de bacille d'Eberth avec des staphylocoques pyogènes orangés, et cet expérimentateur a cherché avec ce mélange à provoquer la suppuration; il a pu produire des abcès dans lesquels on trouvait au début les deux agents infectieux et ensuite exclusivement du staphylocoque orangé. Bien loin de l'avoir emporté dans la lutte pour l'existence sur le véritable microbe pyogène, le bacille de la fièvre typhoïde, présent au début, avait fini par disparaître complètement.

Ces expériences pouvaient bien expliquer ces faits un peu extraordinaires d'abcès ou d'ostéites survenus manifestement au cours d'une dothiénentérie par infection mixte, et dans lesquels on ne trouve, comme chez les malades de Schede, que les cocci de la suppuration. Le bacille typhique aurait donc une vitalité moindre que les autres agents pyogènes, ou supporteraient mal leur voisinage.

Évidemment toutes les ostéomyélites qui surviennent dans le cours de la convalescence de la fièvre typhoïde ne sont pas à bacille d'Eberth. Quelques-unes résultent d'une infection secondaire et sont dues à des staphylocoques ou à des streptocoques et en présentent les caractères. Dans un cas d'ostéomyélite du péroné survenue dans la convalescence d'une fièvre typhoïde chez une petite fille de 9 ans et provenant du service de M. Moizard à l'hôpital Trousseau, nous avons noté dans le pus la présence du staphylocoque doré. Il ne faut donc pas attribuer à un agent pathogène unique les diverses suppurations osseuses post-typhiques.

Symptômes. — Au point de vue clinique, l'ostéomyélite typhoïdique fut décrite par Keenn, Mercier, Hutinel, Rondu, Terrillon, Bourgeois, Déhu, Schwartz, etc.

Le début, comme dans toutes les inflammations typhiques, est en général tardif. Une seule fois la lésion s'est manifestée le 13e jour (Ebermaier, observ. 12). Dans tous les autres cas, c'est quand la fièvre est tombée, ou même quand le malade est déjà entré en convalescence que le mal local fait son apparition, dans la 6e, 7e, 8e semaine, parfois plus tard encore.

Le plus souvent, il est impossible d'assigner une cause quelconque à cette complication. Dans trois cas seulement on a cherché une explication et incriminé : une fracture ancienne (Mouisset), un état local antérieur à la maladie fébrile (Dupraz), enfin un traumatisme (Valentini).

Des deux premiers motifs nous ne dirons rien, sinon qu'il est assez naturel d'admettre qu'un désordre ancien ou récent ait créé dans le squelette un lieu de moindre résistance, où les bacilles se cantonnent de préférence ; quant au traumatisme, on lui a attribué une importance plus générale et certains auteurs ont exprimé cette opinion que les ostéopériostites se développent à la suite d'un choc subi par le malade quand il se lève, ou en particulier quand on le porte dans la baignoire pour le traitement par la méthode de Brandt.

A l'appui de cette manière de voir, on fait remarquer que l'extrémité supérieure du tibia est le siège le plus fréquent des ostéites typhiques, parce que c'est l'os le plus exposé à heurter, soit le cadre du lit, soit les bords de la baignoire.

La seule influence qui paraisse avoir une valeur étiologique est celle de l'âge. Si l'on excepte notre observation (femme de 50 ans), tous les autres malades dont l'âge est noté étaient jeunes. Il semble donc que la suractivité physiologique de la moelle osseuse à cet âge se transforme aisément en inflammation sous l'influence irritante du virus typhique.

Furbinger également a insisté sur ce fait que ces lésions apparaissent à tous les âges, mais avec une prédominance excessive pour la période de la vie qui correspond à l'accroissement du squelette.

Ces ostéomyélites accompagnent souvent une rechute de la dothiénentérie (Déhu). On a cité fréquemment aussi l'ostéomyélite typhoïdique du maxillaire inférieur; mais ici, il s'agit peut-être d'ostéomyélite par infection secondaire, d'origine buccale.

Le type clinique le plus fréquemment observé est le suivant : le début est le plus souvent insidieux; la fièvre reparaît, puis on note des douleurs vagues, qui finalement deviennent intolérables, excruciantes. La douleur se localise en un point, les mouvements et la pression l'augmentent; la nuit, la douleur est plus vive et empêche le malade de dormir. Le gonflement est limité, formant corps avec l'os. La fluctuation est assez vague et par l'incision il s'écoule un jus jaune crémeux peu abondant, ou de la sérosité mélangée de sang; l'os est dénudé, épaissi et la lésion paraît surtout sous-périostée.

La résolution pure et simple peut s'observer et s'observe même assez souvent; mais on n'a pas alors la certitude que dans ces cas il s'agisse bien des lésions dues au bacille d'Elberth.

L'évacuation du foyer amène la disparition de tous les

symptômes ; elle est ordinairement suivie d'une guérison complète et rapide. Mais il y a des cas rebelles, et, de plus, il peut se produire des récidives *in situ* ou dans d'autres points du squelette.

M. Hutinel a décrit plusieurs degrés ou formes à ces ostéomyélites de la convalescence de la fièvre typhoïde.

Dans un premier degré, la lésion est circonscrite et elle ne produit aucun symptôme fébrile sérieux ; elle est alors fort simple et dure peu. La résolution se fait complètement. Il ne reste aucune trace, pas de gêne dans les mouvements. Dans ces cas le périoste paraît seul enflammé.

Dans une deuxième forme les phénomènes inflammatoires sont plus accusés ; il y a de la fièvre, la douleur est assez vive, les mouvements sont impossibles. La peau est rouge œdématiée et on reconnaît bientôt qu'il existe une suppuration généralement assez limitée. Après incision la réparation se fait assez vite ; parfois il peut se faire une nécrose superficielle de l'os, conséquemment un séquestre, qui ne pourra être éliminé que par une longue suppuration procédant par poussées successives.

Dans une 3ᵉ forme, le début est lent, comme dans la périostite légère. Peu à peu l'os se déforme, il se tuméfie en un point, puis au lieu de marcher vers la résolution, l'ostéopériostite persiste sous l'apparence de véritables périostoses. Parfois ce début subaigu fait défaut, c'est d'emblée, sans douleur, sans gêne fonctionnelle et avec les caractères qu'elle gardera toujours que la périostite se produit. Il n'est pas rare alors de trouver plusieurs os lésés.

M. Mercier n'admit qu'une simple périostite. M. Rondu

affirma l'ostéomyélite, Terrillon admit trois degrés : 1° la périostite avec abcès sous-périostique et très peu de lésions osseuses ; 2° la périostite avec ostéites simples ou nécrosiques ; 3° la périostite externe du professeur Duplay.

Plus récemment M. Dehu admit plusieurs formes anatomo-pathologiques : 1° la forme d'ostéomyélite suppurative, 2° l'ostéomyélite hémorrhagique (collection sanguine sous-périostée) rappelant ce que M. Tédenat avait déjà décrit, 3° l'ostéomyélite avec nécrose superficielle et formation d'un tissu de granulations et production d'une exostose (cas de MM. Cornil et Péan).

La forme suppurée a une faible durée ; sur onze observations, huit fois il y avait une collection purulente complètement formée en moins d'un mois. Dans tous les cas, la guérison a été obtenue sans récidive.

Parmi les formes non suppurées, la lésion ostéomyélitique peut revêtir les caractères de la tuberculose osseuse. M. Déhu en rapporte un exemple bien intéressant. La complication était survenue silencieusement, tardivement, sans réaction générale ou locale ; on avait cru tout d'abord à un rhumatisme chronique osseux ; puis, en présence des ulcérations, on pensa à la tuberculose, puis, étant donnée leur marche, il fallut admettre l'origine typhoïdique de l'affection. Melchior rapporta aussi un exemple d'abcès osseux et musculaire post-typhoïdiques et se développant sans réaction à la manière d'abcès froids évoluant pendant un an. Le pus ne contenait que des bacilles d'Erberth. Le fait est à rapprocher de ceux de MM. Chantemesse et Widal qui, dans des abcès froids développés quinze mois après la pyrexie, ont noté la présence du seul bacille d'Eberth.

Il faut donc reconnaître quatre types principaux d'ostéite

13

typhique au point de vue de la marche de l'affection.

1° Forme bénigne rhumatoïde se terminant spontanément par résolution.

2° Forme aiguë suppurée avec phénomènes généraux et locaux très accentués aboutissant à la suppuration après quatre semaines environ.

5° Une forme chronique suppurée débutant plus tardivement, évoluant très lentement avec des symptômes inflammatoires réduits à leur minimum, *comme dans les abcès froids* (Chantemesse et Widal).

4° Enfin une forme chronique, non suppurée, très douloureuse, procédant par poussées intermittentes, avec formation d'exostoses.

Le diagnostic de la forme rhumatoïde ne sera possible que si l'existence d'une fièvre typhoïde est reconnue dans les commémoratifs.

La forme aiguë suppurée peut présenter la plus grande ressemblance avec l'ostéomyélite des adolescents; l'âge, le siège (tibia), les douleurs, la fièvre, les phénomènes généraux sont parfois les mêmes dans les deux maladies et, en fait, il sera parfois difficile de distinguer une fièvre typhoïde avec localisation osseuse, d'une ostéomyélite avec symptômes typhoïdiques. Mais dans la fièvre typhoïde c'est plus tardivement qu'apparaissent les phénomènes osseux; l'ostéite typhique occupe plutôt la diaphyse, même lorsqu'elle atteint un haut degré d'activité : elle est essentiellement circonscrite et ne montre aucune tendance à l'envahissement. Enfin, dès que la suppuration est établie, l'examen bactériologique lèvera tous les doutes.

La forme chronique de l'ostéomyélite éberthienne peut être confondue avec la tuberculose. L'âge, les antécédents pourront aider à faire le diagnostic. De plus, c'est le périoste et les lames superficielles du tissu compact de la diaphyse qui sont attaqués d'abord dans l'ostéite typhique. La tuberculose, au contraire, débute dans l'épaisseur du tissu spongieux au niveau des épiphyses et tend à gagner l'articulation. L'exacerbation nocturne des douleurs serait encore un bon signe en faveur de la nature typhique de la lésion. Enfin le pus tuberculeux diffère absolument du pus typhique, qui est bien lié, sans grumeaux crémeux ou plus souvent fluides, fréquemment de couleur brune ou rougeâtre (Déhu).

Le diagnostic peut parfois se poser entre l'ostéite typhique et l'ostéite syphilitique. Les antécédents et le traitement spécifique feront ce diagnostic, qui parfois cependant peut être embarrassant.

Le pronostic le plus souvent est bénin ; la nécrose n'a lieu que dans les cas graves et il n'y a presque jamais de séquestres. Il semble que la gravité assez faible de cette complication soit due à une diminution de propriétés virulentes du bacille typhique, ou bien cela tient peut-être à ce fait que le bacille se développe au décours de la fièvre typhoïde quand l'organisme est déjà vacciné (Déhu). Dans tous les cas, jamais la mort ne fut le résultat de cette complication ; elle est due plutôt à l'état général du malade qu'à la lésion osseuse. Bosnières cependant en cite trois cas.

La guérison est parfois spontanée avec hyperostose le plus souvent, ou provoquée par une simple incision, rarement la trépanation[1].

---

1. Voir quelques détails complémentaires *in* communications récentes de MM. Chantemesse et Widal ; Achard, A. Broca, à la *Société médicale des hôpitaux*, 25 nov. et 13 déc. 1895.

SIXIÈME PARTIE

Je ne peux que signaler ici des cas d'ostéomyélite consécutive à la rougeole, la variole, la scarlatine. Il est très probable qu'ici il ne s'agit que d'infection secondaire plus ou moins tardive, c'est-à-dire due au staphylocoque ou au streptocoque. Ce sont en effet des formes aiguës, mais l'absence d'examen bactériologique ne permet pas d'être affirmatif. Ces formes aiguës s'expliquent peut-être pour certaines localisations, au maxillaire inférieur, par exemple, par le voisinage de la bouche, et les septicémies d'origine buccale ont une gravité toute spéciale.

La périostite et l'ostéomyélite varioleuse ont été l'objet de travaux spéciaux (Barié, Nève). J.-L. Petit, Lombard les avaient également décrites. C. Golgi, Litten, Orth, ont insisté sur les altérations de la moelle des os et sur les troubles de la nutrition qui en sont la conséquence. Il est à noter cependant que les lésions de la moelle osseuse sont surtout marquées vers les épiphyses, alors que les périostites au contraire siègent presque toujours sur la diaphyse de l'os.

Bidder, pour expliquer la production des arthrites suppurées ou non, post-varioliques, admet une théorie que l'on peut également appliquer aux périostites; il pense qu'il y a une propagation directe aux os et aux articulations du travail inflammatoire qui se passe du côté de la peau. Ce qui confirmerait cette hypothèse, c'est que dans la variole il n'y a guère que les articulations superficielles qui soient prises. De même M. Barié a relevé la fréquence de la périostite au niveau de la face interne du tibia, c'est-à-dire dans une région du squelette qui se trouve immédiatement sous la peau.

Une dernière hypothèse à faire, ce serait de voir, dans l'élément infectieux qui préside à toutes les manifestations cliniques de la variole, la cause déterminante aussi bien des arthrites que des périostites post-varioliques, mais cette notion bactériologique ne peut pas être formée encore dans l'état actuel de la science. Pour Gangolphe, ces complications osseuses tiennent sans doute à des infections surajoutées.

A la suite de ces fièvres éruptives, il se produit parfois, au lieu d'une congestion de la moelle osseuse et une irritation productive du cartilage épiphysaire, un résultat absolument contraire sans phénomènes inflammatoires, et il en résulte une atrophie du cartilage dia-épiphysaire, d'où arrêt de croissance et nanisme.

Chiari a étudié récemment les lésions osseuses dans la variole ; il a noté des foyers de nécrose dans la moelle à tous les stades de la maladie ; ces foyers de médullite varioleuse n'aboutissent pas à la suppuration et expliquent les douleurs osseuses qui sont fréquentes pendant la maladie ; au point de vue bactériologique, il n'a pas trouvé de streptocoque dans ces foyers, comme on pourrait le croire de prime abord[1]. Il compare ces sortes

1. CHIARI. *Ueber Osteomyelitis variolosa* (*Zeigler's Beiträge zur path. Anat.*, XII, p. 13).

d'éruptions de la moelle osseuse à l'éruption varioleuse cutanée.

A la suite de la varicelle, Kummer a signalé la production d'abcès à streptocoques au niveau d'un cal d'ostéotomie datant d'un an. Il s'agissait ici d'une infection secondaire, le streptocoque se trouvant normalement sur la peau ; les vésicules suppurantes ont été la porte d'entrée de l'infection.

Après la rougeole, nombreuses sont les ostéomyélites du maxillaire inférieur. Il s'agit ici probablement d'une infection surajoutée d'origine buccale, comme aussi dans les ostéomyélites signalées dans le cours de la scarlatine. Il est à noter que c'est surtout dans le cours des diverses fièvres éruptives que ces ostéomyélites secondaires ont été signalées. Il y a lieu de se demander pourquoi celles-ci n'existent pas, ou n'ont pas encore été signalées après la diphtérie, par exemple, qui expose aussi à des infections secondaires. Le professeur Lannelongue, il est vrai, a rapporté l'observation d'un enfant diphtéritique trachéotomisé chez lequel une ostéomyélite se déclara. De même dans le cours de l'influenza, Nitzel, cité par Gangolphe, a observé un cas bénin d'ostéomyélite à streptocoques.

Quant aux périostites blennorrhagiques suppurées, nous n'en connaissons pas d'observations. Nous pensons que beaucoup de ces ostéites consécutives relevant des fièvres éruptives sont des ostéomyélites à staphylocoques et à streptocoques par infection secondaire. Dans la rougeole, étant donné la fréquence de la tuberculose consécutive, quelques-unes des ostéomyélites signalées sont peut-être tuberculeuses, l'agent pathogène de la rougeole, ayant en quelque sorte imprégné les tissus d'une substance favorisant l'éclosion de la tuberculose (Gandolphe).

SEPTIÈME PARTIE

Ostéomyélite à staphylocoques et à streptocoques. — L'incision sous-périostique est insuffisante. — Trépanation de l'os, indiquée surtout par M. Lannelongue. — Traitement des arthrites suppurées. — Rareté de la nécessité des amputations et des désarticulations que recommandait Chassaignac avant l'antisepsie. — Manuel opératoire de la trépanation. — De l'évidement médullaire préventif des séquestres et des abcès tardifs. — De la résection hâtive, précoce, tardive. — Ostéomyélite prolongée. — Séquestrotomie. — Évidement. — Tunnellisation. — Pour combler les cavités osseuses : greffes d'os vivant, de moelle osseuse (Mac Even, Poncet), d'os morts (Senn Kummel, Le Dentu, Buscarlet), de gaze iodoformée, de catgut (Duplay, Cazin). — Plombage des os après désinfection complète (Dreesmann). — Ostéomyélite chronique d'emblée : séquestrotomie, amputation, désarticulation. — Ostéomyélite à pneumocoques : incision sous-périostée souvent suffisante. — Ostéomyélite éberthienne : tantôt incision sous-périostée, tantôt trépanation.

A. *Traitement de l'ostéomyélite aiguë à staphylocoques et à streptocoques.*

Lorsque la maladie est bien confirmée, il ne faut fonder aucune espérance sur le succès de la méthode antiphlogistique. Dès que la période initiale du gonflement se déclare, c'est à l'incision précoce qu'on doit recourir. Souvent elle sera insuffisante et ce n'est que dans des cas exceptionnels que la guérison surviendra, avec élimination d'esquilles le plus souvent.

Déjà J.-L. Petit faisait la trépanation des os dans l'ostéomyélite; cette méthode de traitement fut recommandée par Van Swieten, Smith, Ollier et surtout par le professeur Lannelongue, qui montra que souvent on prévient ainsi une amputation ou une désarticulation consécutivement nécessaire.

Il faut donc trépaner l'os pour donner une issue au pus médullaire. En cela, d'ailleurs, on ne fait qu'imiter la nature, qui prépare l'issue du pus par l'agrandissement des canaux de l'os. Il faut trépaner même avant la formation de l'abcès sous-périostique, surtout dans certaines formes graves à marche suraiguë, alors qu'il n'existe qu'un gonflement diffus et que la douleur osseuse aura révélé le siège de la lésion.

La trépanation est indiquée, que le décollement soit limité ou étendu. Dans ce dernier cas, il faut trépaner la diaphyse en plusieurs points pour la drainer comme un abcès à parois rigides.

S'il y a une arthrite suppurée, il ne faut plus, comme Chassaignac faisait autrefois, proposer et pratiquer l'amputation. Comme M. Lannelongue l'a indiqué, la trépanation et l'arthrotomie permettent la conservation du membre.

Ainsi, les incisions des abcès sous-périostiques doivent être combinées de manière à faciliter la trépanation, et comme ce sont les extrémités des diaphyses qui sont atteintes, elles devront être placées en regard de ces extrémités.

L'incision de l'abcès sous-périostique a été jugée insuffisante par beaucoup de chirurgiens. Boeckel, entre autres,
fait remarquer que l'élévation de la température persiste
souvent après de larges débridements périostiques, d'où
la nécessité de la trépanation. Celle-ci n'est pas cependant pratiquée par tous les chirurgiens. C'est à tort,
croyons-nous, car l'incision sous-périostique ne peut pas
suffire pour désinfecter le canal médullaire qui, le plus
souvent, est envahi par la suppuration. Souvent même la
simple trépanation est insuffisante et il faut, pour compléter la désinfection, faire l'évidement médullaire dont
nous reparlerons plus loin.

Même si le périoste est sain, il faut trépaner l'os quand on
a noté un gonflement de la région, car la propagation du canal médullaire au périoste n'a peut-être pas encore eu lieu.

Pour les os courts, afin d'éviter les arthrites suppurées, pour les os plats, pour éviter les complications
méningitiques, pleurales, péritonéales, la trépanation est
indiquée. Si les lésions sont très étendues, au niveau des
côtes par exemple, on fera la résection de l'os.

La marche parfois foudroyante de l'ostéomyélite donne
un caractère d'urgence à l'opération ; aussi, dans la plupart des hôpitaux d'enfants, le malade est-il opéré de
suite par l'interne de garde.

Le manuel opératoire de la trépanation ne présente pas
de grandes difficultés. Tout d'abord il faudra inciser les
téguments lentement, couche par couche, en liant les
artères et les artérioles au fur et à mesure. Cette incision portera sur le siège précis de la douleur et du gonflement sans attendre la fluctuation et, le plus souvent,
dans la région juxta-épiphysaire, en évitant évidemment
les gros vaisseaux et les nerfs.

Nous pensons que c'est avec raison que M. Gangolphe ne conseille pas d'employer la bande d'Esmarck; en effet, en pressant sur les veines, on pourrait déterminer des accidents emboliques ou disséminer l'infection.

Arrivé sur l'os, le chirurgien muni d'un trépan à os, c'est-à-dire ayant un demi-centimètre environ de largeur pour un enfant, ou plus pour un adulte, perfore l'os jusqu'au canal médullaire. Plus bas ou plus haut, suivant les cas, on pratiquera une deuxième trépanation et une troisième si le décollement était très étendu. Puis on réunit ces deux perforations avec le gouge et le maillet si dans le canal médullaire la suppuration était très abondante. Les surfaces osseuses sont régularisées et le canal médullaire est désinfecté par un lavage antiseptique.

Ce curage de la cavité médullaire a été très recommandé par Tscherning, Thelen. Nous l'avons vu souvent pratiquer par MM. Lannelongue et Jalaguier à l'hôpital Trousseau, et donner de très bons résultats. Gangolphe également le recommande à la suite de son maître, le professeur Ollier. Ces trépanations et ces évidements, faits antiseptiquement, n'amènent pas la nécrose; ces opérations sont, au contraire, le meilleur moyen de la prévenir (Ollier). « La ligne de conduite du chirurgien est certainement parfois fort difficile à préciser : l'ablation d'un segment osseux infiltré et baigné de pus assure davantage la désinfection; mais on ne doit pas se hâter, même chez les enfants, d'enlever un os au début d'une inflammation aiguë, quelque grave que soit cette inflammation et quelque fatale que paraisse la mortification consécutive de l'os enflammé. En opérant trop tôt, on s'expose à ne pas avoir de régénération osseuse ou du moins à n'avoir qu'une régénération incomplète. Il vaut donc mieux essayer tout d'abord d'arrêter les accidents septiques par l'ouverture des foyers purulents, par les trépanations multiples, c'est-à-dire par des opérations qui paraissent conserver l'os ou du moins assurer sa reproduction dans l'avenir. » (Ollier.) Ce sont bien là les principes conservateurs que nous avons vu employer à l'hôpital Trousseau par MM. Lannelongue et Jalaguier et par ceux qui ont une certaine pratique de la chirurgie infantile.

Après la trépanation et une désinfection complète du foyer médullaire suppuré, la température élevée ne tombe pas toujours immédiatement; ou bien le lendemain, s'il y a eu un abaissement, on voit parfois la température s'élever de nouveau. Dans ce cas, l'aspect de la figure du malade est important : tantôt l'état typhique persiste et il faut se méfier d'une rétention de pus, ou de la formation d'un deuxième foyer de suppuration. Tantôt, au contraire, la mine est excellente, et en défaisant le pansement, rien n'explique cette persistance de la température. Peut-être faut-il attribuer au traumatisme opératoire la pénétration de quelques microbes dans la circulation générale, fait qui expliquerait en partie cette persistance bizarre de la température observée parfois pendant les deux jours qui suivent l'opération.

Cette trépanation suffira le plus souvent pour désinfecter le canal médullaire. Peut-être, pour éviter complètement les complications tardives de l'ostéomyélite prolongée, faudrait-il évider tout le tissu médullaire infecté par les microbes? Cet *évidement préventif* préviendrait la formation de ces séquestres septiques qui sont si longs à s'éliminer et qui, par leur durée, nécessitent parfois de graves interventions.

Mais si la trépanation elle-même n'a pas toujours été adoptée par les chirurgiens, l'évidement médullaire préventif, recommandé par Blekwerns et Ketley, trouvera encore plus d'adversaires. Et cependant la trépanation ne doit pas toujours suffire à désinfecter la moelle. Cette désinfection incomplète doit être cause en partie de la formation de séquestres immédiats ou tardifs et éloignés. Cet évidement médullaire ne détermine pas de nécrose par défaut de nutrition de l'os; Troja depuis longtemps a montré que l'os peut continuer à vivre après avoir été privé de sa moelle et même de son périoste en même temps (Gangolphe). C'est donc une méthode de traitement qui devrait être prise en considération. Car Karewski affirme que les enfants guérissent sans nécrose, ni troubles moteurs, ni déformation, ni arrêt de développement des membres.

L'arthrotomie n'est pas indiquée dans les cas d'arthrite séreuse, mais, dans le cas de pyarthrose, il faut drainer l'article sans tarder. En effet, M. Jalaguier, dans sa thèse, signale, sur 15 arthrotomies dans ces conditions, 2 morts, 13 guérisons; parmi ces dernières, 2 ankyloses complètes, 4 ankyloses partielles et 7 guérisons à peu près parfaites.

Suivant la période de la maladie à laquelle on l'applique, la résection peut être hâtive, précoce ou tardive. Tardive, ses avantages ne peuvent être contestés; hâtive ou précoce, elle reste au contraire discutable et discutée. Elle fut pratiquée par Holmes, Larghi, Ollier, Francon, Letenneur, Giraldès, au début de certaines formes graves d'ostéomyélite. MM. Duplay, Lefort, Marjolin, Trélat, Verneuil, rapportèrent à la Société de chirurgie leurs observations et conclurent que la résection précoce ne devait convenir qu'aux cas graves. M. Ollier publia plusieurs cas heureux de résection précoce avec régénération parfaite. MM. Duplay et Poncet présentèrent des cas analogues avec très bons résultats. Pour M. Lannelongue, si la résection est applicable dans presque tous les cas à l'ostéomyélite des os courts, il n'en est plus de même pour les os longs, où cette opération ne peut répondre qu'à quelques cas spéciaux.

Dans ces résections précoces, on espère enlever tout le mal et éviter les accidents immédiats et futurs, mais il est impossible de juger d'avance de l'étendue de la partie qui se nécrosera (Lannelongue). D'autre part, la reproduction de l'os après la résection n'est pas constante.

La pseudarthrose est assez fréquente après ces résections précoces, et contre elle l'implantation de chevilles est souvent inefficace; l'avivement et la suture osseuse sont souvent nécessaires. Cependant au crâne cette résection précoce est une règle absolue, car elle seule permet d'espérer prévenir des complications méningées (Lannelongue, G. Marchant).

Dans certaines formes malignes, la résection hâtive est indiquée. Elle sera diaphysaire dans les pandiaphysites avec décollement périostique total ou presque total. Elle sera épiphysaire dans les ostéomyélites compliquées d'arthrite purulente, où celle-ci est la conséquence de lésions primitives ou secondaires de l'épiphyse. La résection précoce doit être une opération rare, elle convient aux seuls cas que la trépanation ou l'évidement n'ont pu modifier heureusement et dont la ravité persistante conduirait à l'amputation. Telles sont les conclusions du travail récent de MM. G. Marchant et Legueu.

Les mêmes reproches ne peuvent s'adresser à la résection tardive, à celle qui n'intervient qu'à la période de nécrose et pour hâter seulement l'évolution du séquestre ; le périoste est dans les meilleures conditions pour continuer une ossification déjà commencée ; l'opération dès lors n'expose plus aux mêmes dangers et a été toujours recommandée par tous les chirurgiens.

En effet, Ollier, E. Bœckel, Volkmann, Th. Anger, Poncet, Vincent, Gangolphe pensent que la résection s'impose toutes les fois qu'il y a une lésion de l'épiphyse ou du moins ont agi d'après ce précepte dans leurs observations rapportées. M. Lannelongue ne pratique pas volontiers cette résection à la hanche et au genou. Actuellement, en effet, on désinfecte mieux une articulation, et la lésion épiphysaire doit, à notre avis, guérir assez facilement sans que l'on ait recours à la résection.

Au point de vue opératoire, ces résections comprennent plusieurs temps qui sont : 1° l'incision des parties molles ; 2° le détachement du périoste ; 3° la section de l'os. Cette section peut se faire par morcellement (Ollier). On peut encore détacher la diaphyse par bascule et faire l'extraction consécutive de l'extrémité articulaire en ménageant ainsi le plus possible les parties molles (A. Ricard) ; 4° le quatrième temps comprend la réunion du périoste et des autres parties molles que tous les chirurgiens ne pratiquent pas et remplacent par le tamponnement avec la gaze iodoformée.

Actuellement, il serait oiseux de parler de la désarticulation ou de l'amputation recommandée autrefois, avant l'antisepsie, par Chassaignac, à moins de fusées

purulentes ayant envahi tout un membre et déterminant des symptômes graves de septicémie. Les observations de Lannelongue, Ollier, Holmes, Verneuil, Aubert,
Letenneur, Giraldès, Perrier, Le Fort, Duplay, Th. Anger,
Cerné, Poncet, ont de plus en plus reculé les limites de
la conservation.

En résumé, au début, les grandes incisions périostiques
et la trépanation peuvent suffire; plus tard, quand les
désordres sont plus étendus, la simple arthrotomie ou
l'arthrotomie avec résection d'une extrémité articulaire
ou la large résection diaphysaire suffiront la plupart du
temps à remplir les indications. Par là se trouve donc
singulièrement restreint le domaine des amputations
et des désarticulations que Chassaignac regardait avec
raison à son époque comme constituant la seule méthode
rationnelle de traitement de l'ostéomyélite aiguë suppurée. Aujourd'hui, grâce aux progrès de la chirurgie,
ce ne sont plus que des procédés d'exception applicables
seulement aux cas où l'état général est si mauvais que
les malades ne peuvent faire les frais d'une réparation
nécessairement longue et où il importe de substituer à
une plaie infectée, qui continuera à fournir du pus en
abondance, une plaie simple qui marchera rapidement
vers la cicatrisation. La multiplicité des lésions pourra
conduire aux mêmes conclusions (Lannelongue, Ollier,
Kirmisson).

*Traitement de l'ostéomyélite chronique ou prolongée ou
retardée.* — Ce traitement ici doit être : 1° préventif et
2° curatif (Lannelongue). Si l'on trépane l'os et si l'on désinfecte complètement le canal médullaire, les lésions tardives seront plus rares. Malheureusement, ce traitement
est parfois insuffisant, soit qu'on ait affaire à un de ces

cas dont la malignité défie toute intervention, soit qu'on intervienne trop tard. La trépanation est alors impuissante à conjurer les accidents et l'on doit recourir à une opération plus sérieuse, la résection sous-périostée de l'os atteint ou profondément lésé.

En présence de l'ostéomyélite prolongée, il faut en combattre les symptômes. Les douleurs indiquant la présence d'un abcès vrai ou faux imposent la trépanation même à blanc. S'il existe des fistules, il faut les agrandir pour éviter les complications articulaires, pour désinfecter le foyer, pour enlever le séquestre qui entretient l'infection, et enfin, pour gratter, et enlever les fongosités infectées qui entourent celui-ci. Pour cela, il faudra trépaner, évider, réséquer. Ce n'est qu'à la dernière extrémité qu'il faudra amputer ou désarticuler un membre.

Pour faire la séquestrotomie, il faudra souvent contourner certaines surfaces osseuses, aller parfois plus loin qu'on ne croyait et déterminer souvent des dégâts considérables. Il faudra procéder alors en plusieurs temps et n'évider tout un os qu'en deux séances opératoires, si dans la première on n'a pas trouvé le séquestre. Après toute séquestrotomie étendue, le membre sera immobilisé dans une gouttière si une fracture est possible.

Dans un cas observé à l'hôpital Trousseau par notre excellent maître, M. Jalaguier, l'évidement de la diaphyse du fémur fut suivi d'une lymphorrhagie assez abondante provenant du canal médullaire, malgré un bon tamponnement de la cavité avec de la gaze iodoformée.

Si le séquestre invaginé est seulement mobile, pour l'extraire, il faudra pratiquer l'évidement (Sédillot) de préférence à la tunnellisation. Celle-ci donne souvent lieu à une fistule permanente; il vaut mieux ouvrir toute la diaphyse, cela évite la nécrose consécutive. On sait en quoi consiste cet évidement, qui permet d'enlever un séquestre d'une assez grande longueur et souvent placé au centre d'une diaphyse. C'est avec la gouge et le maillet que prudemment on enlève de nombreux copeaux de tissu osseux.

L'inconvénient des évidements osseux, c'est de laisser de grandes cavités qui mettent un temps infini à se consolider. Aussi a-t-on essayé de faire des greffes osseuses. Mais, même avec les plus grandes précautions antiseptiques, on obtient autant de succès que d'insuccès, surtout avec l'os vivant ou la moelle osseuse. Les greffes osseuses ne restent pas vivantes, et si elles ne sont pas éliminées, c'est qu'elles sont traversées par du tissu osseux néoformé (Barth).

Les greffes massives et les greffes fragmentaires (Mac Even) n'ont donné que de rares succès et n'agissent que comme soutien et par action de présence en réveillant dans les tissus voisins des propriétés ostéogéniques. Lister, Lesser, Neuber, Schede essayèrent de combler ces cavités par des caillots sanguins qui favorisent leur remplissage. Hamilton employa des éponges aseptiques, Gluck la gaze iodoformée, Holsted (cité par Gangolphe), la sous-muqueuse de l'intestin du porc préparée en longues fibrilles.

Aussi dans ces derniers temps a-t-on essayé avec succès les greffes d'os morts, puisque, d'après Ollier, l'os vivant ne sert que de soutien. Senn se servit d'os préparés d'avance, rendus aseptiques et décalcifiés; Kummel, Mackie, Middeldorpf obtinrent également de nombreux succès. Tout récemment le professeur Le Dentu publia dans la thèse de M. Buscarlet, un de ses élèves, plusieurs résultats heureux. D'après ses recherches histologiques,

14

Buscarlet pense qu'il y a d'abord soudure fibreuse, puis osseuse ; l'os décalcifié se résorbe et ne sert que de soutien provisoire.

Dans ces conditions, les seuls cas où la supériorité de la greffe osseuse soit reconnue, c'est quand un os entier a dû être enlevé avec son périoste ; ici, il faut une source d'ossification nouvelle et les greffes fragmentaires successives, comme dans les observations de Mac Ewen, de Poncet, peuvent reconstituer l'os entier à la suite d'interventions répétées, suivies souvent d'échecs partiels dus à l'élimination, à la résorption des greffes.

Tout récemment MM. Duplay et Cazin ont conseillé l'emploi de la gaze iodoformée, d'éponges ou de catgut pour combler ces grandes cavités osseuses consécutives à l'évidement pour ostéomyélite ou autre affection. M. Dieuzaide a rapporté un cas heureux où cette méthode amena une oblitération rapide d'une cavité osseuse post-ostéomyélitique.

Ces procédés d'oblitération sont préférables à certaines autoplasties par glissement, obtenues par décollements de téguments voisins sur une assez grande étendue (Wolff).

Le procédé d'Ollier donne également de bons résultats ; il consiste à détacher sur la face antérieure du tibia un lambeau ostéo-cutané qu'on déplacera de manière à l'introduire dans le fond de la cavité. C'est le même procédé que Bier a décrit plus récemment sous le nom de *nécrotomie ostéoplastique*.

Le procédé de Schulten[1] est assez ingénieux. Il consiste d'une façon générale à mobiliser les parois osseuses

1. Schulten. Congrès de l'Association des chirurgiens du Nord, *in Tribune méd.*, 31 août 1893.

de la cavité elle-même et à la rapprocher ensuite. Dans une première séance on pratique la séquestrotomie ; une incision est faite au niveau de la partie moyenne du tibia, par exemple ; la paroi antérieure de la cavité est complètement enlevée à l'aide du ciseau, depuis l'épiphyse supérieure jusqu'à l'épiphyse inférieure ; on fait l'ablation du séquestre, puis on sculpte la cavité avec la curette tranchante et le ciseau, de manière à lui donner la forme d'une auge à angle droit qu'on bourre ensuite de gaze iodoformée.

Dans une deuxième séance, deux ou trois semaines plus tard, on pratique l'ostéoplastie ; on enlève par nettoyage toutes les granulations et on mobilise les parois latérales de l'os en les sectionnant transversalement en haut et en bas et en sectionnant également le fond de la cavité osseuse sur toute sa longueur.

On les fixe ensuite l'une à l'autre à l'aide de sutures métalliques ou de sutures à la soie, puis on réunit la peau par-dessus les fragments. L'opération réussit d'autant mieux que les parties osseuses à diviser sont moins épaisses et qu'on a le soin de sectionner les parois latérales à leur partie supérieure et inférieure. Quelquefois on peut, à l'aide d'un ciseau, transformer la partie moyenne de la cavité en un canal peu profond au-dessus duquel la peau est réunie directement après mobilisation des parois latérales au niveau de leurs attaches épiphysaires. Parfois encore, il suffit de déplacer simplement l'une des parois. Dans cinq cas, cette méthode aurait donné des résultats très satisfaisants.

Enfin, récemment encore, Dreesmann a conseillé le plombage des os après désinfection complète de la cavité ; l'auteur dit avoir obtenu de très bons résultats avec ce procédé. Pour stériliser la cavité osseuse, il conseille de la remplir d'huile d'olive et de porter celle-ci à l'ébullition en y plongeant la pointe incandescente d'un thermocautère. Puis la cavité est essuyée ; on la remplit alors de la pâte plâtrée qui durcit pendant qu'on ferme, au moyen de sutures, la solution de continuité des parties molles au-dessus de l'os malade.

Mayer et Sonnenburg se sont également servis d'un amalgame de cuivre.

La difficulté que présente la méthode est de bien enlever tout d'abord tout l'os malade. Il ne faut pas l'appliquer lorsque la nécrose n'est pas bien délimitée, lorsque les parties molles voisines ne sont pas saines, ou lorsque ce qui reste d'os n'a plus une solidité suffisante.

Pour l'ostéomyélite chronique d'emblée, M. Demoulin conseille l'extraction du séquestre si celui-ci n'est pas étendu. Mais s'il est trop long, si la réparation est douteuse, c'est à l'amputation ou à la désarticulation susjacente qu'il faudra avoir recours, ce qui sera fréquent, car souvent le séquestre occupe toute la diaphyse.

S'il y a quelques complications de l'ostéomyélite telles que : luxations pathologiques, subluxations, ankyloses en mauvaise position ; il faudra avoir recours à un traitement orthopédique, mécanique ou opératoire, suivant les cas, et sur lequel nous ne pouvons insister ici.

Dans l'ostéomyélite aiguë à pneumocoques, comme il n'y a pas de tendance à la formation de séquestres, comme la tendance à la réparation est très grande, une incision pourrait suffire dans les cas observés jusqu'ici.

La ponction, à la rigueur, pourrait donner quelques bons résultats.

Dans l'ostéomyélite aiguë et subaiguë à bacille d'Eberth, nous avons insisté précédemment sur le fait que dans cette variété, il n'y avait souvent qu'un abcès sous-périostique. L'incision suffira donc dans ces cas bénins. Mais s'il y a suppuration intra-médullaire, fait rare, la trépanation sera indiquée.

INDEX BIBLIOGRAPHIQUE[1]

Consulter les travaux suivants :

Abeille. — Ostéite hémorrhagique. Thèse, Montpellier 1884.

Achalme et Mauclaire. — Société de Biologie, 1890.

Achard. — Les ostéomyélites et leurs microbes. *Gazette hebdomadaire*, 30 mai 1891.

Achard et A. Broca. — Soc. médic. des hôpit., 15 déc. 1893.

Allard. — Ostéomyélites puerpérales. Thèse, Paris 1890.

Anger (Th.). — Ostéomyélite. Société de chirurgie, 1888, p. 102.

Arnaud. — Ostéomyélites à staphylocoques. Congrès pour l'avancement des sciences, 1891.

Audry. — Des ostéites de l'omoplate. *Rev. chir.* 1887, p. 865.

Barbacci. — Périostite costale post-typhoïdique, costale expérimentale, 15 septembre 1891.

Barbillas. — Fièvre de croissance. *Revue des maladies de l'enfance*, 1892.

1. Cet index bibliographique ne contient pas les indications qui sont dans le texte.

Consulter les mémoires fondamentaux de Gerdy (*Archives de médecine* 1853), Chassaignac (Société de chirurgie, 1853), Gosselin (article *Ostéite* du dictionnaire Jaccoud), Lannelongue (Monographie sur l'ostéomyélite, 1879, Lannelongue et Comby (Ostéomyélite prolongée, *Archives de médecine* 1879), Ollier (*Encyclopédie internationale de chirurgie* 1883).

Voir aussi les indications bibliographiques contenues dans les articles de M. Heydenreich et de M. Kirmisson dans le Dictionnaire de Dechambre (1887). celles contenues dans les thèses de MM. Demoulin (1888), Mirovitch (thèse, Paris 1890), monographie de Condamin sur la Pathogénie des ostéites (Paris 1892) et le livre récent de M. Gangolphe sur les maladies infectieuses et parasitaires des os.

Barillet. — Ostéomyélite des côtes et pleurésies. Thèse Montpellier, 1891.

Barth. — Congrès des chirurgiens allemands, 1893.

Berg. — Ostéopériostite albumineuse. *Rev. de Chir.*, 1892, p. 464.

Berger (P.). — Ostéomyélite chronique d'emblée. Nécrose de l'humérus. Société de chirurgie, 14 juin 1893. Académie de médecine, 1891. Société de chirurgie, 1888, 1887 et 1880.

Berthomier. — Ostéomyélite des côtes.

Bier. — *Archiv f. klin. Chir.*, 1892, p. 121.

Bouilly. — Ostéomyélite chronique. *Gazette des hôpitaux*, 27 janvier 1887.

Bourgeois. — Ostéomyélite post-typhoïdique. Thèse, Paris 1886.

Braquehaye. — Ostéomyélite et furonculose. Société anatomique de Bordeaux, 7 août 1889.

Bosnières. — Thèse, Paris, 1890.

Brauns. — *Deutsche Chir.*, 27 vol., p. 51.

Broca (A.). — Ostéomyélite. Société anatomique, 1887, p. 293, et 1892, p. 209, et *Progrès médical*, 1886, p. 138.]

Brunner. — *Corresp. Blatt f. Schw. Aertze*, 1892.

Buscarlet. — Greffe d'os morts. Thèse, Paris 1891.

Busch. — *Deutsche med. Wochens.* 1876, n° 19.

Cadeillan. — Ostéomyélite du rachis, cause du mal de Pott. Thèse, Paris 1880.

Cerné. — Ostéomyélite chronique d'emblée. Congrès de chirurgie, 1885, p. 404.

Chantemesse et Widal. — Soc. médic. des hôpit., 25 nov. 1893.

Chapuis. — Ostéomyélite prolongée, anatomie pathologique d'un cas observé. *Gazette hebdomadaire*, 27 février 1892.

Chipault. — Ostéomyélite à streptocoques. Société anat. 1890.

Colzi. — Sulla etiologia della osteomyelite acuta; *Lo Sperimentale*, nov. 1889 et 1892, p. 625.

Cornil. — Des ostéites. *Journal des connaissances médicales*, 1891 ; et Cornil et Péan, Acad. de méd., 1891, p. 59.

Coudray. — Ostéite du fémur. Société anatomique, 1887, p. 284.

Curtillet. — Ostéomyélite bipolaire. *Lyon médical*, 1889.

Déhu. — Complication de la fièvre typhoïde. Rôle du bacille d'Eberth. Paris 1893, n° 293.

Déjerine. — Embolies graisseuses. Société de biologie, 1879.

Demme. — *Archiv f. klinische Chir.*, tome III.

Deschiens. — Ostéomyélite, diagnostic avec ostéosarcomes. Thèse Paris, 1887.

Dieuzaide. — Cavité ostéomyélitique traitée par corps aseptiques. *Bulletin médical*, 9 octobre 1892.

Dor. — Ostéites expérimentales produites par le staphylococcus cereus. Congrès de chirurgie, 1893.

Dreesmann. — Plombage des os. *Deutsche med. Wochens.* 1893, n° 19.

Dubrulle. — *Gazette hebdomadaire*, 9 mai 1891.

Duplay. — Forme particulière d'ostéo-périostique subaiguë. Société de chirurgie, 1878, p. 611.

Dupraz. — Ostéomyélite eberthienne. *Arch. de méd. expér.*, 1891, n° 4.

Duret. — Résection précoce, dans l'ostéomyélite. *Journal des sciences médicales*. Lille, 1889.

Ebermaier. — *Deutsche Arch. f. klinische Med.* 1889.

Even. — Ostéomyélites atténuées. Thèse, Paris 1892.

Festal. — Ostéomyélite et arthrite suppurée. *Journal de méde cine*. Bordeaux, 22 mai 1892.

Fischer et Lévy. — *Centralbl. f. Chirurg.*, 1893, 30 sept.

Flexner. — *American J. of Med. Sc.*, janvier 1892.

Follin et Duplay. — Tome II.

François. — Ostéite de la rotule. Thèse Lyon, 1886.

Frohner. — *Arch. f. klinische Chirurgie*, 1889, p. 78.

Furbinger. — *Wiener klinische Wochenschrift*, 1890.

Gangolphe. — Hybridité dans les affections osseuses. *Lyon médical*, 29 juillet 1888, et traité des maladies infectieuses et parasitaires des os (1893).

Garré. — *Beiträge zur klinische Chirurgie*, 1893.

Girard. — Ostéomyélite du pubis. Congrès de chirurgie, 1892, et *Semaine médicale*, 27 avril 1892.

Girard. — Ostéomyélite de la hanche. Thèse, Paris 1893.

Girard. — Ostéosarcome avec fièvre locale et générale. *Lyon médical*, 8 mai 1887.

Gouilloud. — Des séquestres par infection mixte. *Lyon médical*, 17 juin 1888.

Haaga. — *Beiträge zur klinische Chirurgie*, 1889.

Haslé. — Ostéomyélite des côtes. Thèse, Paris, 1892.

Helferich. — *Deutsche Zeitsch. f. Chir.*, volume 10.

Hervieux. — Diathèse purulente des nouveau-nés. *Archives de médecine*, 1853.

Hintre. — *Centralblatt f. Bacteriologie*, 1893, p. 445.

Jaymes. — Ostéomyélite du crâne. Thèse, Paris, 1887.

Jeanselme. — De l'arrière-gorge comme porte d'entrée. *Gazette des hôpitaux*, 25 janvier 1890.

Jeunhomme. — Ostéites dans la fièvre typhoïde. *Archives de médecine militaire*, septembre 1887.

Julliard. — Périostite phlegmoneuse diffuse. *Revue mensuelle des maladies de l'enfance*, 1887, p. 312.

Karewski. — Soc. médic. berlinoise *in Sem. médic.*, 22 nov. 1893.

Kartulis. — *Zeitsch. f. Hygiene und infect. Krankheit.*, 1893.

Kirmisson. — Leçons cliniques sur les maladies de l'appareil locomoteur, 1889.

Knott. — Ostéomyélite chronique générale et anémie pernicieuse. *British med. jour.*, 1890.

KOCHER. — *Deutsche Zeitschrift f. Chir.*, volume XI.

KŒNIG. — Ostéomyélite putride; amputation de cuisse et évidement du canal médullaire. *Centralbl. f. Chir.*, 1880, n° 14.

KOPLICK. — Ostéomyélite à streptocoques. *American Journal of med. sc.* 1892, avril.

KRASKE. — *Centralbl. f. Chir.*, 1888.

KUMMEL. — *Deutsche med. Wochens.*, 1891.

KUMMER. — Abcès à streptocoques stériles survenus après une varicelle au niveau d'un cal d'ostéotomie. *Revue médicale de la Suisse rom.* 1892, p. 387.

LANNELONGUE. — Luxation dans l'ostéomyélite, Société de chirurgie, 1887, p. 17. Congrès de chirurgie, 1891 : Des ostéomyélites à staphylocoques, à streptocoques et à pneumocoques.

LANNELONGUE et ACHARD. — Sur la présence du staphylococcus citreus dans un ancien foyer d'ostéomyélite. *Archives de médecine exp.*, 1891.

LANNELONGUE et ACHARD. — Académie des sciences, 10 mars 1890. Société de Biologie, 24 mai 1890. *Annales de l'Institut Pasteur*, 1891.

LARABIE. — Ostéomyélite ancienne et perforation de l'artère poplitée. — *Revue chirurgicale*, 1889, p. 143.

LAURE. — Ostéomyélite foudroyante. *Lyon médical*, 1885, p. 312.

LAURENT. — *J. de Méd. et de Ch. de Bruxelles*, 1893.

LAUTHIER. — Ostéo-arthrite chronique du genou. Thèse, Paris 1891.

LECAILLET. — Ostéomyélite de croissance. Thèse, Nancy 1887.

LE DENTU. — Greffe d'os morts. Académie des sciences, 1871.

LEGHIEN. — *Centralblatt. f. Chir.*, 1892, p. 307.

LEGUEU. — Résection précoce dans l'ostéomyélite. *Gazette des hôpitaux*, 1889.

LEJARS. — Ostéomyélite prolongée à distance. *Gazette des hôpitaux*, 12 novembre 1891.

LOHMAN. — Inaug. Dissert., Greifswald, 1892.

LOUGNON. — Hydarthrose dans l'ostéomyélite. Thèse Paris, 1886.

LUCKE. — *Deutsche Zeitsch. f. Chir.*, volume 4, et *Centralblatt f. Chirurgie*, 1889, p. 885.

LUHRMANN. — Inaug. Dissert., Strasbourg, 1890.

LYONS. — Nécrose du maxillaire supérieur après rougeole. *British. med. J.*, 8 juin 1878.

MACKIE. — *Med. News*, août 1890.

MARCHANT (G.). — Résections précoces dans l'ostéomyélite. Société anatomique. 1889.

MARFAN. — Du surmenage. *Revue générale de la Gazette des hôpitaux*, 1889.

MARTEL. — Épithélioma dans un foyer d'ostéomyélite. *Lyon médical*, 24 mai 1891.

MAUNY. — *Bull. méd.* 1890, p. 1133.

MAURIN. — Ostéomyélite chez un nouveau-né. Société anatomique, 20 juin 1890.

MAUZAC. — Ostéomyélite de croissance. Thèse, Montpellier, 1888.

MICHON. — Suppuration dans la fièvre typhoïde. Thèse, Paris 1890.

MOLLIÈRE. — Arthrite ulcéreuse. *Lyon médical*, 15 juin 1890.

MOUISSET. — *Lyon méd.*, 1891, p. 236. Ostéomyélite typhoïdique.

MULLER. — *Deutsche Zeitschrift f. Chir.*, volume 21.

MUSCATELLO. — *Riforma med.*, 1890.

NETTER et MARIAGE. — Ostéomyélite à streptocoque et à pneumocoque sans plaie et après fracture des côtes. Société de biologie, 7 juin 1890.

NICAISE. — Des abcès séreux. *Rev. Chirurg.*, juin, 1892.

NICOLADONI. — Epithélioma dans les cloaques de nécrose. *Archiv. f. klinisch. Chir.*, 1891, p. 9.

ORLOFF. — *Centralblatt f. Bact. und Parasit.*, 1888, et *Wratch*, 1889, n° 49.

Parrot. — Ostéomyélite des nouveau-nés syphilitiques. *Archiv. de phys.*, 1872.

Pearson. — Nécrose aiguë du crâne. *British Med. J.*, mars 1888.

Perret. — Ostéomyélite des os longs. Thèse, Lyon 1885.

Phocas. — Ostéomyélite traumatique à foyers multiples. *Bulletin médical du Nord*, 10 octobre 1890.

Poncet. — Liquide de l'ostéo-périostite albumineuse. *Lyon médical*, 29 décembre 1889.

Poncet. — Traité de chirurgie de Duplay et Reclus, tome II.

Potheret. — Ostéomyélite et tuberculose. Société anatomique, 1888, p. 758.

Prengrueber. — Rhumatisme et ostéomyélite. *Semaine médicale*, p. 206, 1886.

Quénu. — Abcès osseux sans microbes. Société de chirurgie. 12 octobre 1892.

Reclus. — Ostéomyélite prolongée. *Gazette des hôpitaux*, 26 mai 1887.

Regnier. — Ostéomyélite des côtes. *Archives de médecine*, mai 1890.

Revilliod. — Ostéomyélite. *Rev. méd. de la Suisse romande*. Vol. VII, p. 591 et 619.

Reynier. — Ostéomyélite mort avant la suppuration. *France médicale*, 1887, n° 44.

Ricard. — Section des os dans des résections articulaires. *Gazette des hôpitaux*, 7 avril 1888.

Rinne. — *Arch. f. klin. Chir.*, vol. 39.

Rodet et Courmont. — Des microbes de l'ostéomyélite. *Lyon médical*, 15 avril 1890.

Sabrazes. — Ostéomyélite après vaccine. Société anatomique de Bordeaux, 1891.

L. de Saint-Germain. — Pathogénie du rhumatisme articulaire aigu. Thèse Paris, 1895.

Saint-Philippe. — Des portes d'entrée de l'infection chez l'enfant. *Semaine médicale*, 27 avril 1892.

Salmon. — Ostéoarthrite chronique du genou non tuberculeuse. Th. Paris, 1889.

Schmidt. — *Archiv für klinische Chirurgie*, 1873. Ueber Osteoplastik in klinischer und experimentalen Beziehung.

Schwartz. — Ostéites typhiques. *Revue clinique et thérapeutique*, 6 juin 1889.

Secheyron. — Ostéomyélite du pubis. *Arch. Gén. méd.*, 1888.

Segond. — Ostéomyélite des adolescents. *France médicale*, 13 septembre 1887.

Senn. — *The Americ. J. of the med. sciences*, septembre 1889.

Smith. — Nécrose des maxillaires après rougeole. *The Lancet*, 1878, p. 806.

Tédenat. — Ostéomyélite hémorrhagique. *Montpellier médical*, 1885, p. 213.

Thelen. — *Centralblatt f. Chirurgie*, 1888, p. 825.

Thibierge. — Ostéomyélite chez nouveau-né syphilitique. Société anatomique, 1888, p. 794.

Tournadour. — Ostéomyélite du rachis. Thèse, Paris 1890.

Trélat. — Cliniques. Tome I, pp. 259 et 355. *Gazette des hôpitaux*, 24 mars 1887.

Tscherning. — *Centralblatt f. Chirurgie*, 1888, p. 232.

Ulmann. — Beiträge zur Lehre des Osteomyelitis, 1891, p. 97.

Valentini. — Beitrag zur Pathogenese des Typhus Bacillus, *Berlin. Klin. Woch.*, 1889, n° 17.

Verneuil. — Abcès sous-périostiques à pneumocoques. *Gazette hebdomadaire*, 1889.

Vincent (H.). — Suppuration dans la fièvre typhoïde. *Tribune médicale*, 2 février 1893.

Vincent. — Ostéomyélite déformante. *Revue d'orthopédie*, 1er novembre 1891.

Voituriez. — Ostéomyélite et furonculose. *Journal des sciences médicales*, Lille 1887.

Walther. — Ostéomyélite subaiguë à staphylocoque doré. Société anatomique, mars 1892.

Walther. — Des manifestations tardives de l'infection par les staphylocoques (abcès froids et fongosités). Société anatomique, novembre 1882.

Walther. — Ostéomyélite du maxillaire inférieur. Société anatomique, 22 novembre 1889.

Wassilieff. — Ostéomyélite chronique du genou (Variété ostéomyélitique de Tillaux). *Archives générales de médecine*, janvier 1891.

Watson-Cheyne. — *Centralblatt f. Chirurgie*, 1892.

F. Widal. — Soc. méd. des hôp., 15 déc. 1895.

TABLE DES MATIÈRES

27719 — Imprimerie Lahure, 9, rue de Fleurus, à Paris.

Bulletin

DES

Annonces.

www.ingramcontent.com/pod-product-compliance
Lightning Source LLC
LaVergne TN
LVHW021654060726
842527LV00003B/891